In der Zahnarztpraxis
Fachwörterbuch

von Dr. Jochen Eble

In Zusammenarbeit mit der Verlagsredaktion

Cornelsen

In der Zahnarztpraxis
Fachwörterbuch

Redaktion: Dr. Franz Schaller
Außenredaktion: Dr. Angelika Fallert-Müller
Rechte und Lizenzen: Gertha Maly
Umschlaggestaltung und Layoutkonzept: Ungermeyer, Berlin
Umschlagfoto: Shutterstock.com/bezikus
Layout: Rosendahl, Berlin
Technische Umsetzung: PER Medien + Marketing, Braunschweig

Begleitmaterialien:
Das Buch ist auch als E-Book erhältlich.

www.cornelsen.de

1. Auflage, 1. Druck 2023

Druck: AZ Druck und Datentechnik GmbH, Kempten

ISBN 978-3-06-452398-2

PEFC
PEFC/04-31-2260

PEFC-zertifiziert
Dieses Produkt stammt aus nachhaltig bewirtschafteten Wäldern und kontrollierten Quellen
www.pefc.de

Inhalt

Vorwort

Dr. med. dent. Jochen Eble
Zahnarzt
Eigene Zahnarztpraxis in Biberach
Unterrichtende Tätigkeit an der Beruflichen Schule Aulendorf,
Referent für Zahnmedizinische Mitarbeiter/-innen und Ausbildungsberater der BZK Tübingen

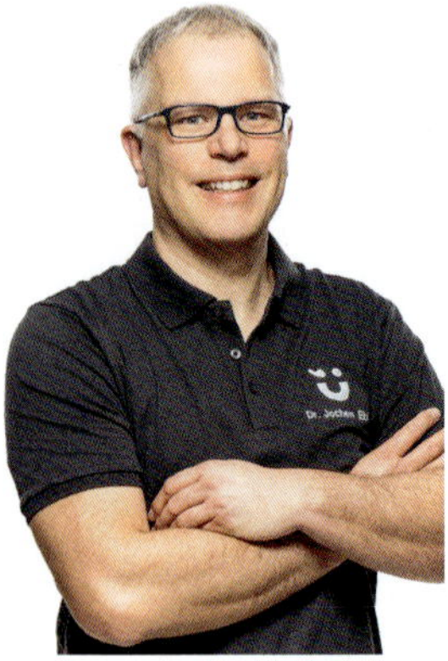

Liebe Leserin, lieber Leser,

im Berufsbild der Zahnmedizinischen Fachangestellten sind sehr unterschiedliche Kompetenzen gefragt. Handwerkliches Geschick ist heutzutage bei Weitem nicht mehr ausreichend.

Zahnmedizinische Fachangestellte müssen teamfähig sein, sehr gut organisieren und selbstständig arbeiten können. Auch im Bereich der zahnärztlichen Abrechnung mit all ihren betriebswirtschaftlichen Hintergründen sollten sie sich auskennen. Außerdem bedarf es fundierter Kenntnisse im Bereich Hygiene. Zudem fallen im Bereich des Qualitätsmanagements einer Praxis vielfältige Aufgaben an. Unterschiedliche Fort- und Weiterbildungsmöglichkeiten erweitern die Tätigkeitsbereiche von Zahnmedizinischen Fachangestellten.

Egal, ob Sie im Bereich der zahnärztlichen Prophylaxe, der Assistenz oder in der Organisation und Verwaltung einer Zahnarztpraxis tätig sind, Sie werden mit Patientinnen und Patienten, Ärztinnen und Ärzten, Krankenkassen, Zahntechnikerinnen und Zahntechnikern usw. kommunizieren müssen. Generell ist eine gute Kommunikation der Schlüssel zum Erfolg für jede Zahnarztpraxis. Dazu bedarf es guter Kenntnisse in der zahnmedizinischen und teilweise auch medizinischen Fachsprache.

Hier können Ihnen die „Fachwörter in der Zahnarztpraxis" eine wertvolle Hilfe sein. Zahnmedizinische Fachbegriffe bestehen zu einem großen Teil aus lateinischen Begriffen, z. B. für Organe und Krankheiten. Hinzu kommen Begriffe und Abkürzungen für Instrumente, Materialgruppen, Geräte und Therapiemethoden. Leider gibt es häufig viele unterschiedliche Fachwörter für einen Begriff. Dieses Buch soll angehenden, aber auch ausgelernten Zahnmedizinischen Fachangestellten helfen, sich in diesem Dschungel orientieren zu können. Mithilfe dieses Fachwörterbuchs können Sie sich schnell über einen Fachbegriff informieren. Der korrekte Artikel der Fachbegriffe ist jeweils hinten angehängt, z. B. „Karies, die".

Das Buch bietet aber noch mehr: Zusätzlich werden Zusammenhänge durch Verweise aufgezeigt und Fachwörter durch Abbildungen veranschaulicht. Außerdem finden Sie zahlreiche, zahnmedizinisch wichtige, englische Begriffe und Übersetzungen. Selbstverständlich kann dieses Buch aber ein Fachbuch nicht ersetzen.

Ich freue mich, dass Sie einen so schönen, anspruchsvollen und verantwortungsvollen Beruf gewählt haben. Es würde mich sehr freuen, wenn dieses Buch ein wichtiger Begleiter in Ihrem Berufsleben werden kann.

Dr. Jochen Eble

Mai 2023

Allgemeine Abkürzungen

Abkürzung	Erklärung
Abk.	Abkürzung
allg.	allgemein
anat.	anatomisch
ärztl.	ärztlich
Bez.	Bezeichnung
biolog.	biologisch
bspw.	beispielsweise
bzw.	beziehungsweise
ca.	circa
chem.	chemisch
chirurg.	chirurgisch
chron.	chronisch
d. h.	das heißt
Einz.	Einzahl
elektr.	elektrisch
EM	Edelmetall
engl.	englisch
evtl.	eventuell
frz.	französisch
geb.	geboren
gest.	gestorben
Ggs.	Gegensatz
griech.	griechisch
i. d. R.	in der Regel
ISO	International Organization for Standardization

Abkürzung	Erklärung
ital.	italienisch
lat.	lateinisch
med.	medizinisch
Mehrz.	Mehrzahl
Mio.	Million
NEM	Nichtedelmetall
OK	Oberkiefer
PA-	parodontal-
Pat.	Patientin/Patient
physik.	physikalisch
sog.	so genannt
u. a.	unter anderem
ugs.	umgangssprachlich
UK	Unterkiefer
usw.	und so weiter
v. a.	vor allem
vgl.	vergleiche
z. B.	zum Beispiel
ZA/ZÄ	Zahnarzt/Zahnärztin
zahnärztl.	zahnärztlich
ZE	Zahnersatz
ZFA	Zahnmedizinischer Fachangestellter / Zahnmedizinische Fachangestellte
ZHK	Zahnheilkunde
ZT	Zahntechnik

Vorsilben der zahnmedizinischen Fachsprache

Vorsilbe	Bedeutung	Beispiel
a-, ab-	ab, weg, miss-	Anomalie
a-, an-, ar-	un-, los-, nicht	anaerob
ad-	an, zu, nach	Adhäsion
angio-	Blutgefäß	Angiografie
anti-	gegen etwas	Antibiotikum
auto-	selbst, eigen-	Autoimmunerkrankung
bazill-	stäbchenförmig	Bazillus
bi-	beide, zwei	Bifurkation
bio-	lebens-	Biotop
brady-	langsam, träge	Bradykardie
contra-, kontra-	gegen	Kontraindikation
dia-	durch, zwischen	Diastole
de-	von, weg, ent-	Demineralisation
dis-	zwischen, zer-, miss-	Discus articularis
dys-	miss-, fehl-, von der Norm abweichend	Dysplasie
en-, endo-	innen, innerhalb	Endodontie
epi-	auf, über, durch, nach	Epithel
ex-	aus, heraus, weg	Exzision
exo-	außerhalb, von außen	Exotoxin
extra-	außerhalb	extraoral
genio-	das Kinn betreffend	M. geniohyoideus
hemi-	halbseitig, einseitig	Hemisektion
hepat-, hepato	leber-	Hepatitis
hetero-	verschieden, ungleich	heterosexuell
homo-	gleich	homogen
hydro-	wasser-	hydrophil
hyper-	über-, vermehrt	Hypertonie
hypo-	unter-, verringert	Hypotonie
im-, in-	1) hinein, in, 2) un-, nicht	1) Implantat 2) inhomogen
inter-	zwischen	Interdentalraum
intra-	innerhalb	intraoral
iso-	gleich	isotonisch

Vorsilbe	Bedeutung	Beispiel
kard-, kardio-	herz-	Kardiologe
ko-, kom-, kon-	zusammen	Kompression
kontra	► contra	
leuko-	weiß	Leukozyten
lipo-	fett-	lipophil
makro-	groß	Makrodontie
mikro-	klein	Mikrodontie
muko-	schleim-	Mukogingivalgrenze
multi-	viel	Multiband
myo-	Muskel	Myokard
neuro-	Nerv	Neurologin
non-	nicht	Nonokklusion
olig-, oligo-	wenig, gering	Oligosialie
ortho-	gerade, richtig	Orthopädie
ost-, osteo-	knochen-	Ostitis
para-	neben, darüber hinaus	parapulpär
patho-	krank-	pathologisch
per-	durch, über	Perforation
peri-	um, herum	perimandibulär
poly-	viel, zahlreich	Polymerisation
post-	nach	postoperativ
prä-	vor	präventiv
primär-	erst-	Primärprophylaxe
pro-	vor, zuvor	Prophylaxe
pseudo-	falsch, scheinbar	Pseudotasche
py-, pyo-	eiter-	pyogen
re-	zurück, wieder	Remineralisation
retro-	zurück, hinter	retrograd
semi-	halb	Semilunarklappe
stoma-	Mund	Stomatitis
sub-	unter, unterhalb	submandibulär
super-	über, übermäßig	superficial
supra-	oben, oberhalb	supragingival
trans-	durch	transgingival
ultra-	darüber hinaus	Ultraschall
zyst-, zysto-	blase-, zyste-	Zystektomie

A B C D E F G H I J K L M N O P Q R S T U V W X Y Z

A B C D E F G H I J K L M N O P Q R S T U V W X Y Z

Endungen der zahnmedizinischen Fachsprache (Mehrzahlendungen in Klammer)

Endung	Bedeutung	Beispiel
-algie(n), -algesie	Schmerz	Analgesie
-ämie	Blut	Anämie
-ästhesie	Empfindung	Lokalanästhesie
-ektomie(n)	operative Entfernung	Zystektomie
-gen	erzeugend, bewirkend	pyogen
-graf, -grafie, -gramm	Aufzeichnung	Angiografie
-itis, (-itiden)	Entzündung	Pulpitis
-kard	Herz	Endokard
-logie	Lehre	Endodontologie
-megalie	Vergrößerung	Akromegalie
-meter	Messgerät	Dosimeter
-metrie	Messung	Kalorimetrie
-om(e), oma(ta)	Geschwulst	Fibrom
-pathie	Leiden	Parodontopathie
-plasie	Bildung, Formung	Hyperplasie
-statika	Hemmer	Virustatika
-tomie	schneiden	Osteotomie
-zid	tötend, vernichtend	bakterizid
-zyt	Zelle	Leukozyt

Mundhöhle und Mundboden

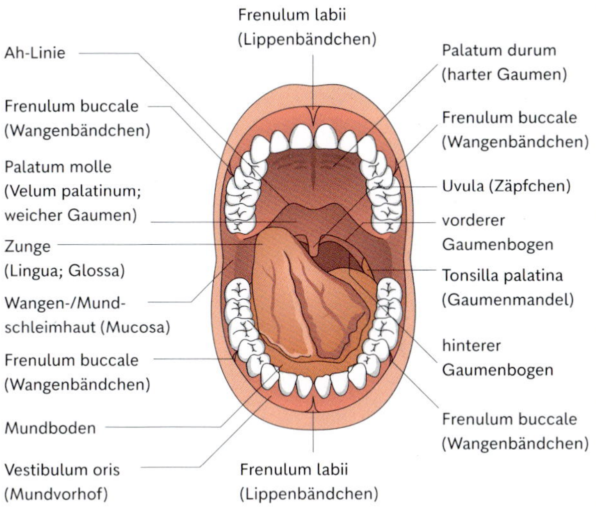

Mundhöhle

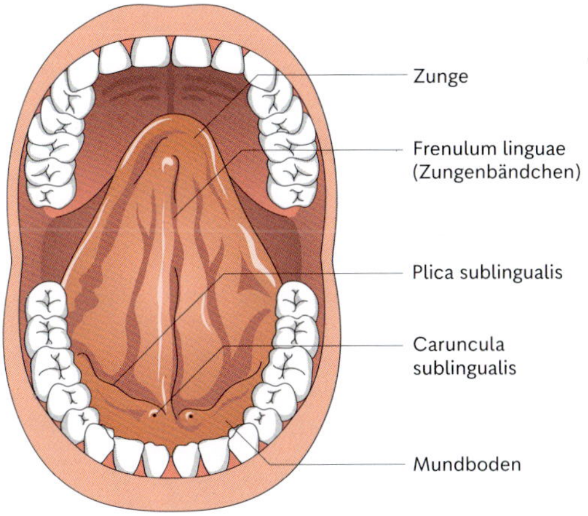

Mundboden

Lage-, Flächen- und Richtungsbezeichnungen

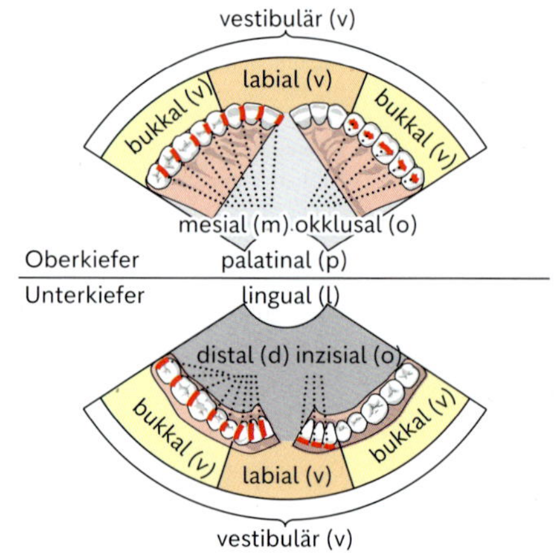

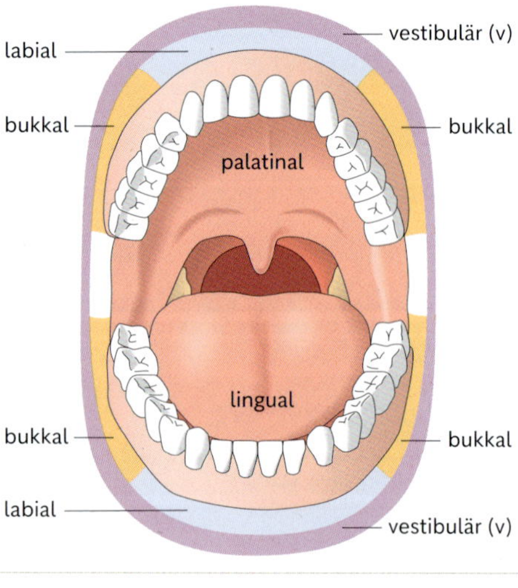

Aufbau des Gebisses und der Zähne

Zahn	Fachbegriff	
	Einzahl	Mehrzahl
Schneidezahn	Inzisivus	Inzisivi
Eckzahn	Caninus	Canini
Vormahlzahn	Prämolar	Prämolaren
Mahlzahn	Molar	Molaren

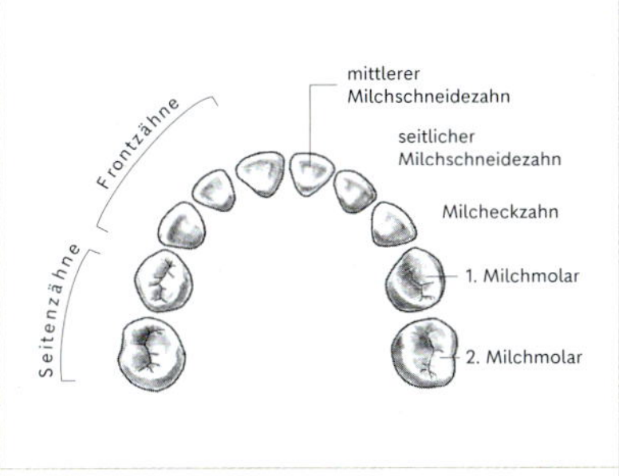

Bezeichnung der Milchzähne, hier Oberkiefer

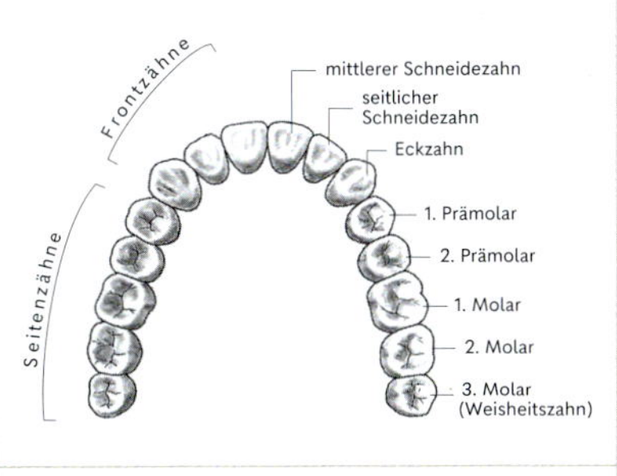

Bezeichnung der bleibenden Zähne, hier Oberkiefer

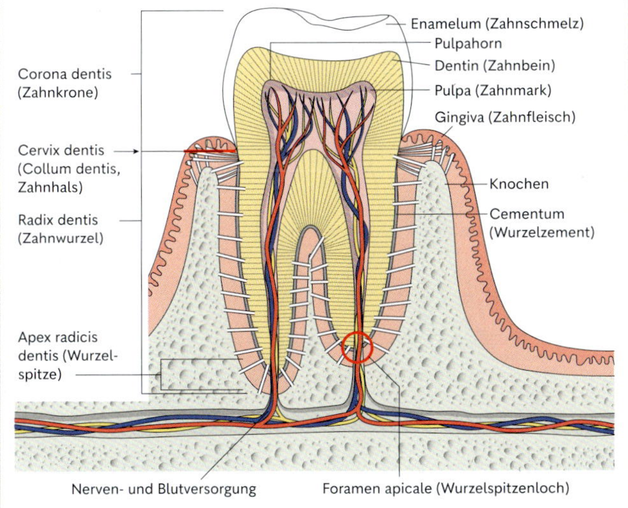

Aufbau des Zahnes

Körperachsen

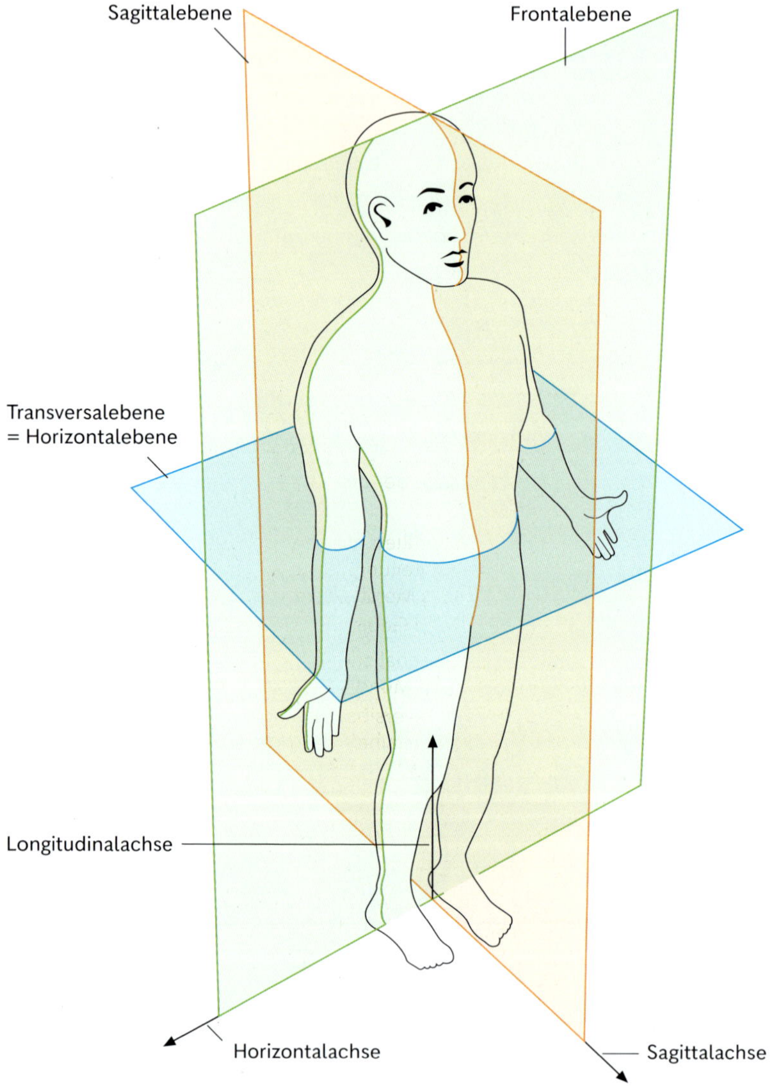

Körperachsen und Körperebenen

Begriff	Erklärung
A.	▸ **A**rterie
Aa.	Arterien
abakteriell	nicht durch Bakterien verursacht
Abbindeexpansion, die	Verhalten von Werkstoffen oder Materialien, sich beim Aushärten auszudehnen, z. B. Gips
Abbindekontraktion, die	Verhalten von Werkstoffen oder Materialien, sich beim Aushärten zusammenzuziehen, z. B. Kunststoffe, hier auch Polymerisationsschrumpfung genannt
abbinden	chem. Prozess, der Werkstoffe von einem flüssigen in einen festen Zustand überführt
ABC-Schema, das	Abfolge von Maßnahmen bei der Wiederbelebung: A = Atemwege freimachen, B = Beatmung, C = Circulation in Gang bringen (Herzdruckmassage)
Abdruck, der (engl. impression)	ugs. für ▸ Abformung
Aberration, die	Abweichung; in der ZHK eine andere Positionierung eines Zahnes
Abformlöffel, der (engl. impression tray)	Träger zum Befüllen mit Abformmaterial und Einführen in den Mund; Einteilung: 1) konfektionierter A.: industriell hergestellt aus Metall oder Kunststoff, 2) individueller A.: speziell auf das Gebiss einer/eines Pat. angefertigt S. 19
Abformmaterial, das	formbares Material zur Abformung von Zähnen oder Kiefern, das im Mund aushärtet; Einteilung nach Eigenschaften: 1) irreversibel-elastisches A., z. B. ▸ Alginat, ▸ Elastomere, 2) irreversibel-starres A., z. B. Gips, 3) reversibel-elastisches A., z. B. ▸ Hydrokolloid, 4) reversibel-starres A., z. B. Guttapercha, Abformwachse
Abformpfosten, der	Übertragungsteile zur Abformung eines Implantates
Abformung, die (engl. impression; ugs. Abdruck)	Verfahren zur genauen Übertragung der Situation von Zähnen oder Kiefern in ein Gipsmodell; Arten: 1) ▸ Situationsabformung, 2) ▸ Doppelmischabformung, 3) ▸ Korrekturabformung, 4) ▸ Funktionsabformung
Abnahmeprüfung, die	Prüfung eines Röntgengerätes vor Inbetriebnahme oder nach Reparaturen durch den Hersteller oder Lieferanten

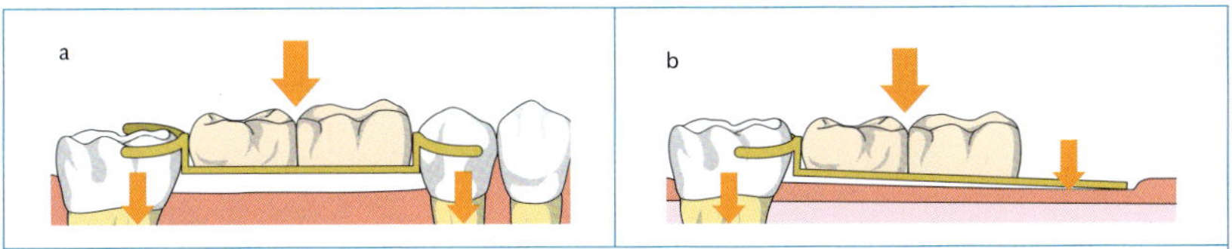

Abstützung: Verteilung der Kaukräfte bei a) parodontaler Lagerung und b) parotontal-gingivaler Lagerung

Begriff	Erklärung
abnehmbare Brücke, die	Brückenart, bei der die Brückenpfeiler aus ▸ Teleskopen bestehen
Abrasion, die (lat. abrasio dentium = Abnutzung der Zähne)	mechanische Abnutzung der Zahnhartsubstanz durch Abrieb mit Fremdstoffen, z. B. durch Kauen scheuernder Nahrung (▸ Demastikation) oder durch Putzkörper einer Zahnpasta; ▸ vgl. Attrition
Abrasionsgebiss, das	Abnutzung mehrerer Zähne mit Verlust der Schneidekanten, Höckerspitzen und Fissuren
abrasiv (Substantiv Abrasivität)	scheuernd, abnutzend
absolute Trockenlegung, die	▸ Trockenlegung
Absorption, die (Verb absorbieren)	med.: Aufnahme von Flüssigkeiten, Gasen und Strahlen durch Körpergewebe
Abstrahlen, das	Entfernen von Einbettmasse oder einer Oxidschicht auf einem Gussobjekt durch einen Sandstrahler im ZT-Labor
Abstrich, der	Entnahme von Untersuchungsmaterial, z. B. mittels Tupfer zur Untersuchung im mikrobiologischen Labor
Abstützung, die (Lagerung)	Übertragung von Kaukräften des ZE auf 1) die Pfeilerzähne: paradontale A., 2) das Zahnfleisch: gingivale A., 3) eine Mischung aus 1) und 2): parodontale-gingivale A. S. 13
Abszess, der	Eiteransammlung; oft bindegewebig abgekapselt unten
Abusus, der	Missbrauch, übermäßiger Genuss von z. B. Arzneimitteln, Alkohol, Drogen
Abutment, das	Verbindungselement, welches ein Implantat mit der ▸ Suprakonstruktion verbindet

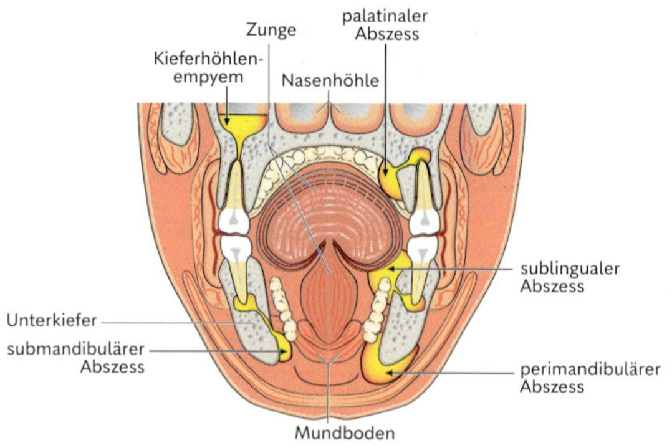

Verschiedene Abszesse und Kieferhöhlenempyem

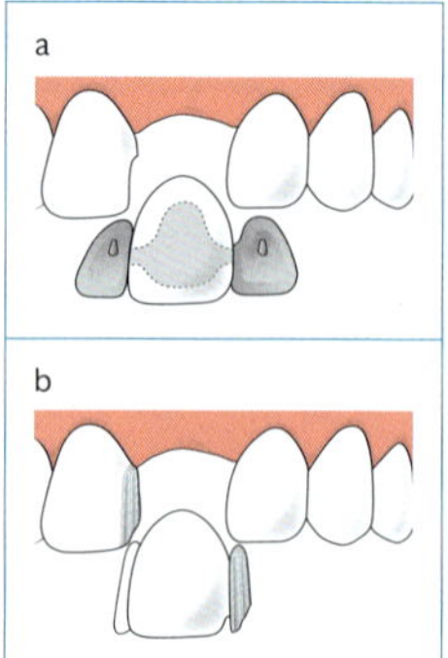

Adhäsivbrücke a) mit flügelähnlichen, b) mit rillenähnlichen Befestigungselementen

Begriff	Erklärung
Acetylsalicylsäure, die (ASS)	Wirkstoff für Schmerzmittel; wirkt bei regelmäßiger Einnahme in entsprechender Dosierung auch blutverdünnend
Achsenmerkmal, das	▸ Zahnmerkmale S. 129
Actinobacillus, der	Gattung runder Stäbchenbakterien, z. B. Aggregatibacter actinomycetemcomitans löst u. a. eine ▸ Parodontitis aus
Adamantin, das	▸ Zahnschmelz
Adamantiom, das	▸ Ameloblastom
Adamantoblast, der	▸ Ameloblast
Adamsklammer, die	v. a. in der KFO verwendetes zweiarmiges Halteelement; meist aus Draht gebogen
Adaptation, die (Adj. adaptiert)	1) Anpassungsfähigkeit, z. B. an Umwelteinflüsse, 2) operatives Aneinanderfügen von Wundrändern
Adenografie, die (Sialografie)	röntgenologische Darstellung von Drüsen und deren Ausführungsgängen mithilfe von Kontrastmitteln
Adenom, das	meist gutartiger Tumor des Drüsengewebes
Adhäsion, die (lat. adhaerere = anhaften)	1) Aneinanderhaften von Stoffen, die in engem Kontakt stehen, 2) med.: Verwachsungen, Verklebungen von z. B. Organen
Adhäsiv, das (Bond; Versiegler)	Haftvermittler; 1) zwischen Rauigkeiten und Mikrolöchern der Zahnhartsubstanzen und dem Kompositmaterial als Schmelz- oder Dentina. (▸ Adhäsivtechnik), 2) zur besseren Haftung des Abformmaterials im Abformlöffel ▸ Tab. S. 132
Adhäsivbrücke, die (engl. etched bridge; Klebebrücke; Marylandbrücke)	Brückenart, bei der die ▸ Brückenpfeiler nicht präpariert werden; die Brücke wird über Flügel oder rillenähnliche Befestigungselemente an die Pfeilerzähne geklebt S. 14
Adhäsivtechnik, die (Säure-Ätz-Technik)	Oberbegriff für die Arbeitsschritte zur Befestigung von Kompositmaterialien an den Zahnhartsubstanzen, z. B. bei Füllungen, nicht metallischen Wurzelstiften und Zementierung von ZE ▸ Tab. S. 132
Adipositas, die	Fettleibigkeit
adjustieren	ZHK: 1) Einschleifen der Zähne bei Artikulationsstörungen oder Eingliedern einer Schiene, z. B. Knirscherschiene, 2) Einstellen eines richtigen Bisses im Artikulator
Adontie, die	angeborene völlige Zahnlosigkeit
Adrenalin, das	Hormon des Nebennierenmarks; wirkt u. a. gefäßverengend, blutdrucksteigernd
adsorbieren	Anlagern, z. B. von Gasen oder gelösten Stoffen
Adstringens, das (Mehrz. Adstringenzien)	Substanz mit blutstillender und milder antibakterieller und anästhetischer Wirkung
aerob	mit Sauerstoff lebend; Ggs. anaerob

A B C D E F G H I J K L M N O P Q R S T U V W X Y Z

Begriff	Erklärung
Aerobier, der	Bakterienart, die nur in Gegenwart von Sauerstoff überleben kann
Aerosol, das	1) Gemisch aus kleinen festen oder flüssigen Schwebeteilchen in einem Gas, 2) ZHK: in der Luft verteilter, feiner Sprühnebel durch die Wasserkühlung bei der Behandlung; beinhaltet auch Bakterien usw.
afferent (afferens)	hinführend, z. B. Blutgefäße, die zu einem Organ führen; Ggs. efferent
Affinität, die	Anziehungskraft, Bindefähigkeit
Agar-Agar, der oder das	aus verschiedenen Rotalgen gewonnener Gallertstoff, z. B. als Nährboden für Bakterienkulturen und zur Gewinnung von Abformmaterial
Agglutination, die	Verklumpung von Zellen, z. B. bei der Gerinnung von Blutkörperchen
Agonist, der	Partner, z. B. einer von miteinander arbeitenden Muskeln; Ggs. Antagonist
Ah-Linie, die	bogenförmige Linie am Übergang vom harten zum weichen Gaumen; hinterste Grenze einer Totalprothese; wird durch Schlucken oder „Ah"-Sagen sichtbar S. 9
AIDS (engl. **ac**quired **i**mmune(o)**d**eficiency **s**yndrome)	erworbenes Immunschwächesyndrom; Kombination von Symptomen, die beim Menschen infolge der Zerstörung des Immunsystems durch ▸ HIV auftreten
Air-Flow-System, das (Air-Polishing-System; PWS)	Pulver-Wasserstrahl-Geräte, z. B. zur Entfernung von Belägen, Präparation von Fissurenkaries oder zur Behandlung in der Parodontologie
AIT (**anti**i**nfektiöse **The**rapie), die	Entfernung der supra- und subgingivalen Beläge im Rahmen der Parodontaltherapie
Akkumulation, die	Häufung, Anhäufung
Akren	die Enden der ▸ Extremitäten, z. B. Kinn, Nase, Zehen, Finger
Akrylat, das	langkettige Moleküle aus Akrylsäureester; ZHK: z. B. als Kunststoffe für Totalprothesen als Polymethylmethacrylat eingesetzt
Aktinomykose, die (Strahlenpilzkrankheit)	durch bestimmte Bakterien (Aktinomyzeten) hervorgerufene Erkrankung; mit blauroten, bretthärten, wulstförmigen Bereichen mit Abszessbildung im Bereich der Wangen, des Halses und evtl. der Lunge
Aktivator, der	1) KFO: herausnehmbares, passives Behandlungsgerät; liegt als loser Block zwischen OK und UK; nutzt die Muskelkräfte der Kaumuskulatur zur Umformung des Kiefers und zur Bissverlagerung, 2) Härter bei chem. härtenden Pasten, Füllungsmaterialien usw.

Begriff	Erklärung
aktive Platte, die (Plattenapparatur; ugs. Zahnspange)	KFO: herausnehmbare Kunststoffplatte; wird mit unterschiedlichen Klammern, Bögen, Federn und Schrauben versehen, die aktiv Zähne bewegen können
Akupunktur, die	Teilgebiet der traditionellen chinesischen Medizin; Kräfteungleichgewichte im Körper werden durch das Setzen kleiner Nadeln an bestimmten Punkten ausgeglichen
akut	plötzlich auftretend, von heftigem und kurzem Verlauf; Ggs. chronisch
Albumin, das	einfaches, wasserlösliches Eiweiß, v. a. in Eiern, Milch, Urin und Blutserum
Alginat, das	irreversibel-elastisches Abformmaterial aus dem Salz der Alginsäure; ZHK: häufig zur Herstellung von ▸ Situationsabformungen verwendet ⊙ unten
alio loco (lat. = andernorts)	Behandlungen, welche in einer anderen Praxis durchgeführt wurden
Allergen, das	Substanz, die eine ▸ Allergie auslöst
Allergie, die (engl. allergy to sth., Adj. allergic)	überschießende Abwehrreaktion des Immunsystems auf körperfremde Substanzen; Symptome können milde, z. B. Heuschnupfen, bis lebensbedrohlich sein (z. B. ▸ anaphylaktischer Schock)
Allgemeinanästhesie, die	▸ Narkose; Ggs. Lokalanästhesie
Aligner, der (engl. to align ausrichten)	„Ausrichter“
Aligner-Therapie, die	kieferorthopädische Behandlungsmethode zur Korrektur von Zahnfehlstellungen, mit einer aufeinander abgestimmten Reihenfolge von individuell gefertigten, durchsichtigen Kunststoffschienen

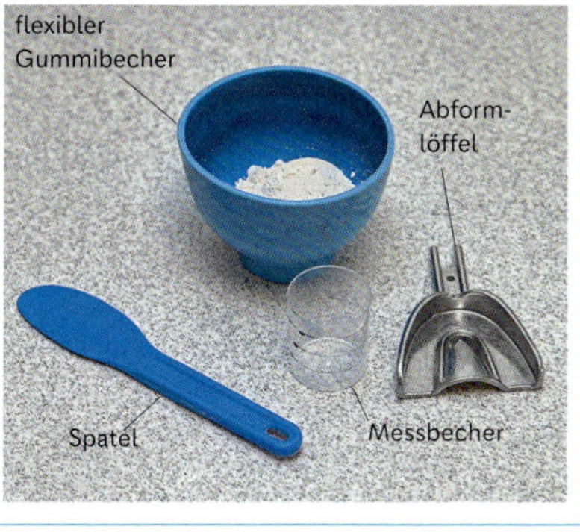

Instrumente und Materialien für eine Alginatabformung bei der Handanmischung

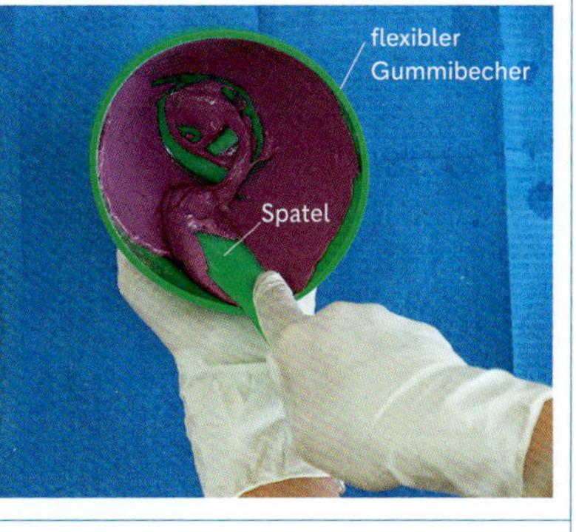

Ausstreichen des Alginates beim Anrühren

Begriff	Erklärung
allograft (engl. allogenetic = von derselben Spezies, aber mit unterschiedl. genetischen Eigenschaften, graft = verpflanztes Gewebe)	bei Knochenersatzmaterialien: Knochen, der vom Menschen stammt; vgl. ▸ autogen
alloplastisch	körperfremd, künstlich, z. B. bei Knochenersatzmaterialien Verwendung von Tricalciumphosphat
Alloy, das	pulverartige Feilung aus verschiedenen Metallen; bei Amalgam: Silber-Zinn-Kupfer-Legierung in Pulverform
Alveolarfortsatz, der	▸ Processus alveolaris
Alveolarkamm, der (Kieferkamm)	oberster Teil des Alveolarfortsatzes nach Zahnverlust
Alveolarkammatrophie, die	nicht rückführbarer Schwund des Alveolarfortsatzes, meist nach Zahnextraktion
Alveolarkammplastik, die	chirurg. Aufbau bzw. Umbau des ▸ Alveolarkamms
Alveole, die	1) Lungenbläschen, 2) Knochenfach eines Zahnes
Alveolitis sicca, die (engl. dry socket)	trockene Alveole; Wundinfektion nach einer Zahnentfernung infolge Zerfalls des Blutkoagulums
Alveolotomie, die	chirurg. Resektion des Alveolarfortsatzes; meist als Glättung oder Modellation nach der Extraktion mehrerer Zähne
Amalgam, das (engl. amalgam)	Füllungsmaterial; Eigenschaften: hohe mechanische Belastbarkeit, nicht zahnfarben, geringe Freisetzung von Quecksilber
Amalgamabscheider, der	technische Vorrichtung an der Behandlungseinheit; verhindert, dass Amalgamreste ins Abwasser gelangen
Amalgampistole, die	spritzenähnliches Instrument zum Einbringen von ▸ Amalgam in eine Kavität
Amalgamtätowierung, die	Ablagerung von schwarzen Metallpartikeln aus einer Amalgamfüllung in umgebendes Zahnfleisch und bzw. oder den Zahnhalteapparat
Amalgamunverträglichkeit, die	Unverträglichkeitsreaktion gegen den Werkstoff ▸ Amalgam; Amalgamallergie nur bei ca. 0,1 % der Bevölkerung
ambulante Behandlung, die	Behandlung einer/eines Pat. in der Praxis oder im Krankenhaus ohne Aufnahme in eine Bettenstation; Ggs. stationäre Behandlung
Ameloblast, der (Adamantoblast)	Zahnschmelz bildende Zelle
Ameloblastom, das (Adamantiom)	Tumor der Schmelz bildenden Zellen im Kieferknochen
Amelogenese, die	Schmelzbildung

Begriff	Erklärung
Amelogenesis imperfecta, die	vererbte Erkrankung mit gestörter Bildung des Zahnschmelzes; Symptome: gelbbräunlicher Schmelz, erhöhtes Kariesrisiko, Temperaturempfindlichkeit; vgl. ▸ Schmelzhypoplasie
Aminfluorid, das (AmF)	organische ▸ Fluoridverbindungen
Aminosäure, die	Baustein der Eiweiße; 25 verschiedene A. sind beim Menschen bekannt; 10 davon sind ▸ essenzielle A.
Amnesie, die	vollständiger oder unvollständiger Gedächtnisverlust
amorph	ohne Gestalt
Ampere, das (A)	SI-Basiseinheit der elektrischen Stromstärke
Ampulle, die	1) kleiner, steril verschlossener Glasbehälter, z. B. zur Aufbewahrung von ▸ Anästhetika, 2) blasenförmige Erweiterung bzw. Ausbuchtung eines Hohlgefäßes, z. B. eines Blutgefäßes 👁 unten
Amputation, die	Abtrennen bzw. Entfernen eines Körperteils
Amylase, die (Diastase)	Enzym, das z. B. im Speichel vorkommt und Stärke und Glykogen abbaut
anaerob	ohne Sauerstoff lebend; Ggs. aerob
Anaerobier, der	Bakterienart, die ohne Sauerstoff leben kann
Analgesie, die	Aufhebung der Schmerzempfindung
Analgetikum, das (engl. analgesic, pain medication; Mehrz. Analgetika)	schmerzstillendes Mittel
Analgosedierung, die (ugs. Dämmerschlaf)	Kombination aus Schmerzausschaltung und Ruhigstellung der/des Pat. mittels Medikamenten; ▸ Analgesie, ▸ Sedierung
Anämie, die (Adj. anämisch)	Blutarmut

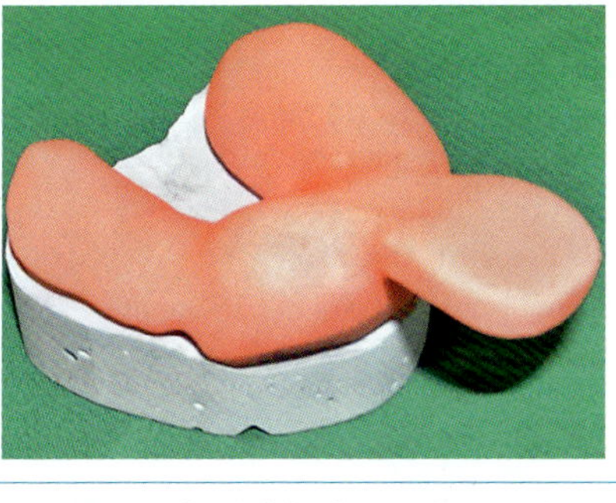

Individueller Abformlöffel auf einem Gipsmodell

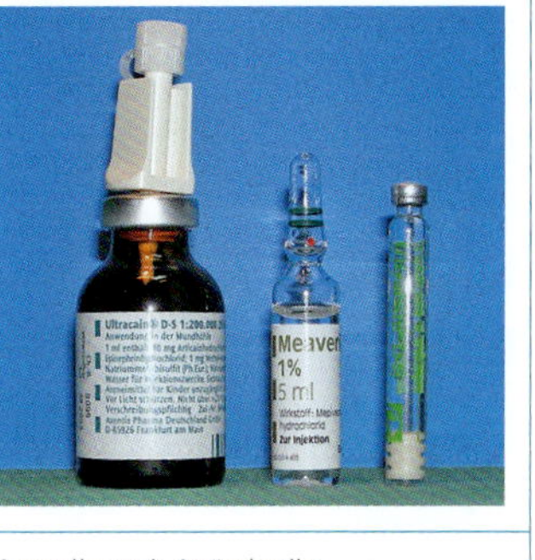

Ampullen mit Anästhetika

Begriff	Erklärung
Anamnese, die (griech. anamnesis = Erinnerung; engl. medical history)	im Gespräch mit der/dem Pat. ermittelte Vorgeschichte einer Erkrankung
anaphylaktischer Schock	durch ein ▸ Allergen ausgelöste Unverträglichkeitsreaktion mit schweren Kreislaufstörungen
Anästhesie, die	Unempfindlichkeit gegenüber Schmerz, Temperatur und Berührung
Anästhesist/-in, der/die	Narkosearzt/Narkoseärztin
Anästhetikum, das (engl. anesthetic; Mehrz. Anästhetika)	Betäubungsmittel S. 19
Anastomose, die	natürliche oder operative Verbindung zwischen Nerven oder Hohlgefäßen, z. B. Blutgefäßen
Anatomie, die	Lehre vom Bau des Körpers und seiner Organe
anatomische Abformung, die	▸ Situationsabformung
Aneurysma, das	krankhafte, lokalisierte Erweiterung einer ▸ Arterie
anfinieren	Beseitigen kleinerer Randspalten, z. B. einer Krone, mithilfe z. B. eines Finierers 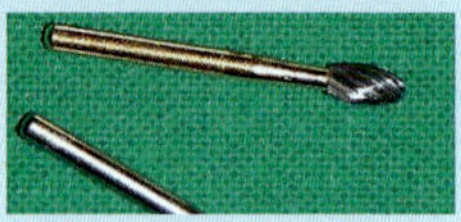 *Hartmetallfinierer*
Angina, die (lat. angere = beengen)	1) Infektionskrankheit des Rachenraumes, v. a. der Rachenmandeln (Tonsillen), 2) mit Angstgefühlen verbundener Zustand
Angina pectoris, die	Sekunden bis Minuten anhaltende Schmerzen im Brustkorb, die in die linke Schulter-Arm-Hand-Region ausstrahlen, Engegefühl und Atemnot; Ursache: Sauerstoffunterversorgung des Herzmuskels
Angiogramm, das (Angiografie)	röntgenologische Darstellung von Blutgefäßen mithilfe von Kontrastmitteln
Angiopathie, die	Gefäßerkrankung
Angle-Klasse, die	Einteilung der Okklusionsanomalien in der KFO: Klasse I ▸ Neutralbiss, Klasse II ▸ Distalbiss (II1 mit vorstehenden bzw. II2 zurückstehenden Schneidezähnen), Klasse III ▸ Mesialbiss
Angulus, der	Winkel, z. B. Angulus oris = Mundwinkel
Angulus infectiosus oris, der	Faulecke; Einriss in den Mundwinkeln, der schlecht heilt; vgl. ▸ Rhagade
Angulus mandibulae, der	▸ Kieferwinkel S. 87
Anhänger, der	Bez. für das Freiendglied einer ▸ Freiendbrücke S. 53

Begriff	Erklärung
Anion, das	negativ geladenes ▸ Ion; Ggs. Kation
Ankerkrone, die	▸ Brückenanker S. 31
Ankylose, die	Versteifung eines Gelenks
Anode, die	mit dem positiven Pol der Stromquelle verbundene Elektrode
Anodontie, die	völlige Zahnlosigkeit; ▸ Oligodontie, ▸ Hypodontie
Anomalie, die	Abweichung von der Norm, z. B. Zahnanomalie
Anorexie, die	Appetitlosigkeit; Anorexia nervosa = Magersucht
anorganisch	nicht organisch, unbelebt; chem.: alle Elemente und Verbindungen ohne Kohlenstoff; Ggs. organisch
Anoxie, die	völliger Sauerstoffmangel in den Geweben
Antagonist, der (engl. opposing tooth, opponent; Mehrz. Antagonisten)	Gegenspieler; ZHK: bei Zubiss im normal entwickelten Gebiss hat jeder Zahn mit zwei A. (Zähnen des Gegenkiefers) Kontakt
anterior	vorderer; nach vorn gelegen; Ggs. posterior
antibakteriell	gegen Bakterien wirksam
Antibiogramm, das	Testverfahren, das Aufschluss darüber gibt, welches ▸ Antibiotikum gegen einen Krankheitserreger hilft
Antibiotikaresistenz, die	Widerstandsfähigkeit von Krankheitserregern gegen Antibiotika, sodass diese nicht mehr wirken
Antibiotikum, das (Mehrz. Antibiotika)	Arzneimittel gegen bakterielle Infektionen
Antidepressivum, das (Mehrz. Antidepressiva)	stimmungshebendes Arzneimittel gegen Depressionen
Antidot, das	Gegengift, Gegenmittel
Antiemetikum, das	Mittel gegen Brech- und Würgereiz
Antigen, das (engl. **anti**body **gen**erating)	Stoff, der vom Organismus als fremd erkannt wird; A. regen das Immunsystem zur Bildung von ▸ Antikörpern an
Antihistaminikum, das (Mehrz. Antihistaminika)	Mittel gegen eine allergische Reaktion; hebt die Wirkung von ▸ Histamin im Körper auf
Antihypertonikum, das (Mehrz. Antihypertonika)	Mittel gegen zu hohen Blutdruck
antiinfektiöse Therapie, die	▸ AIT
Antikoagulanzien (Einz. das Antikoagulantium, das Antikoagulans)	Sammelbez. für Mittel zur Hemmung der Blutgerinnung
Antikoagulation, die	Gerinnungshemmung des Blutes

A B C D E F G H I J K L M N O P Q R S T U V W X Y Z

Begriff	Erklärung
Antikörper, der (auch Immunglobulin)	A. dienen der Bindung sog. Antigene, die vom Körper als fremd erkannt werden; werden bei einer Abwehrreaktion gebildet und passen spezifisch zu einem ▸ Antigen
Antimykotikum, das (Mehrz. Antimykotika)	Mittel gegen Pilzerkrankungen
Antiphlogistikum, das (Mehrz. Antiphlogistika)	Mittel gegen Entzündungen und Schmerzen
Antipyretikum, das (Mehrz. Antipyretika)	fiebersenkendes Mittel
Antisepsis, die	Vernichtung von Krankheitskeimen mit chem. Mitteln, v. a. in Wunden
Antiseptikum, das (Mehrz. Antiseptika)	keimabtötendes Mittel, v. a. bei Wundinfektionen
Antitussivum, das (Mehrz. Antitussiva)	Mittel gegen Husten
Antrum, das	▸ Sinus maxillaris S. 91
Aorta, die	Hauptschlagader S. 36
Aortenklappe, die (Valva aortae)	Taschenklappe am Anfang der Hauptschlagader; ▸ Herzklappen S. 36
apathogen	nicht krank machend
Apatit, der (Mehrz. Apatite)	Mineral, das am Aufbau der Knochen und der Zahnhartsubstanzen beteiligt ist; A. sind v. a. Kalziumphosphat und -fluorid
Apektomie, die	▸ Wurzelspitzenresektion
Apex radicis dentis, der (Apex; Mehrz. Apizes)	Zahnwurzelspitze S. 11
Aphthe, die (Mehrz. Aphten)	schmerzhafte Mundschleimhauterkrankung mit einem rundlichen, hellgrauen bis gelblichen Aussehen, evtl. mit einem rotem Rand
API (**A**pproximalraum-**P**laque-**I**ndex)	Index zur Beurteilung der Mundhygiene S. 23
apikal	an der Wurzelspitze
apikale Aufhellung, die	Röntgenbefund, bei dem an der Wurzelspitze ein dunkler Bereich erkennbar ist
apikale Masterfeile, die	zuletzt verwendete Wurzelkanalfeile; ▸ Masterpoint
apikale Ostitis, die	Entzündung des Knochens an der Wurzelspitze
apikale Parodontitis, die	Entzündung des Zahnhalteapparates an der Wurzelspitze

Begriff	Erklärung
apikales Granulom, das	▸ Granulationsgewebe mit bindegewebiger Kapsel an der Wurzelspitze
Aplasie, die	angeborenes Fehlen eines Organs oder Körperteils, z. B. Zahnaplasie
Apnoe, die	allgemeine Bez. für Atemstillstand oder Atempausen, z. B. im Schlaf
Apoplexie, die (Apoplexia cerebri; Apoplex, der)	veralteter Begriff für ▸ Schlaganfall
Appendix vermi-formis, die	Wurmfortsatz des Blinddarms S. 37
Appendizitis, die (ugs. Blinddarmentzündung)	Entzündung des Wurmfortsatzes des Blinddarms
Applikation, die (lat. applicare = anwenden)	Anwendung, Verabreichung, z. B. von Medikamenten; 1) enterale A.: Darreichung von Medikamenten über den Magen-Darm-Trakt, z. B. über orale Gabe, 2) parenterale A.: Darreichung von Medikamenten unter Umgehung des Magen-Darm-Trakts, z. B. durch Injektion
Approbation, die	staatliche Zulassung zum Beruf (Arzt, Ärztin, Apotheker, Apothekerin, Zahnärztin, Zahnarzt)
approximal (lat. proximus = nächster, zunächst liegender; engl. interproximal)	zum Nachbarzahn hin
Approximalfläche, die	Seitenfläche eines Zahnes zum Nachbarzahn hin
Approximalkaries, die (Interdentalkaries)	Karies an den Approximalflächen

$$\textbf{API in Prozent} = \frac{\text{Summe aller Plaquestellen} \times \textbf{100}}{\text{Gesamtzahl der gemessenen Approximalräume}}$$

Formel zur Berechnung des API

unter 25 %	optimale Mundhygiene
zwischen 25 und 39 %	gute Mundhygiene
zwischen 40 und 69 %	verbesserungsbedürftige Mundhygiene
zwischen 70 und 100 %	unzureichende Mundhygiene

Bewertung der Mundhygiene beim API. Von den ermittelten Prozentzahlen kann man auf die Mundhygiene der/des Pat. schließen.

A B C D E F G H I J K L M N O P Q R S T U V W X Y Z

A B C D E F G H I J K L M N O P Q R S T U V W X Y Z

Begriff	Erklärung
Approximalkontakt, der	Berührungspunkt benachbarter Zähne
Approximalraum, der (Interdentalraum)	Raum zwischen den Zähnen
Approximalraum-Plaque-Index, der	▸ API S. 23
Aqua, das	Wasser, z. B. Aqua destillata = destilliertes Wasser
Äquator, der	ZHK: 1) anatomischer Ä.: größter Zahnumfang im Verhältnis zur Längsachse des Zahnes, 2) prothetischer Ä.: größter Zahnumfang in Bezug auf die Einschubrichtung der Prothese
Äquivalentdosis, die (Einheit: Sievert; Sv)	Bewertung der Tatsache, dass unterschiedliche Strahlenarten unterschiedliche Wirkung auf biologische Gewebe haben
arbiträr	nach Ermessen, willkürlich, z. B. arbiträre ▸ Scharnierachse
Arcus dentalis, der	Zahnbogen
Arkansasstein, der	heller Quarzstein; 1) zum Schärfen von Instrumenten (v. a. in der Parodontologie), 2) rotierender Schleifkörper 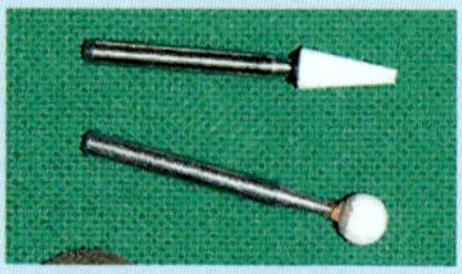
Arretierung, die	Sperrvorrichtung bei Instrumenten, z. B. bei Nadelhaltern
Arrhythmie, die	unregelmäßiger Herzschlag
Artefakt, das	künstlich herbeigeführte Veränderung; Trugbild bei Röntgenbildern, z. B. auf Grund eines Entwicklungsfehlers
Arteria carotis, die (Carotis)	Halsschlagader
Arteria radialis, die	Speichenschlagader
Arterie, die (A.; Mehrz. Arterien, Aa.)	Schlagader; Blutgefäß, das vom Herzen wegführt
Arteriole, die	kleine Schlagader; vgl. ▸ Arterie
Arteriosklerose, die (Atherosklerose; ugs. Arterienverkalkung)	krankhafte Veränderung der Schlagadern mit Verhärtung, Elastizitätsverlust und Verengung des inneren Hohlraumes, v. a. durch Ablagerungen z. B. von Cholesterin an den Innenseiten der Schlagadern
Arthritis, die	Gelenksentzündung
Arthrose, die (kurz für Arthrosis deformans)	krankhafte Veränderungen der Gelenkflächen durch Überbeanspruchung oder Unfallfolgen
Articulatio, die	Gelenk; bewegliche Knochenverbindung in einer Bindegewebskapsel, z. B. Articulatio temporomandibularis, ▸ Kiefergelenk
Artikulation, die	1) Bewegung des UK unter Zahnkontakt, 2) Sprechlautbildung durch Veränderung des Mund-Nasen-Rachen-Raums

Begriff	Erklärung
Artikulator, der	ZT: Gerät, in das Gipsmodelle vom OK und UK einer/eines Pat. fixiert werden; Kiefergelenksbewegungen können nachgeahmt werden
ascendens	aufsteigend, z. B. Colon ascendens = aufsteigender Teil des Dickdarms; Ggs. descendens
Ascorbinsäure, die	Vitamin C
Asepsis, die (Adj. aseptisch)	Keimfreiheit
Asialie, die	Fehlen der Speichelsekretion; vgl. ▸ Xerostomie
Aspartam, das	▸ Zuckerersatzstoff; zählt zu den Süßstoffen, ist kaum kalorisch
Aspiration, die	1) Ansaugung von Blut, z. B. bei der Injektion durch Zurückziehen des Kolbens einer Spritze, 2) Einatmung von Gegenständen oder Flüssigkeiten (z. B. Blut)
ASS	▸ **A**cetyl**s**alicyl**s**äure
Assimilation, die	1) Aufbau körpereigener Stoffe aus den aufgenommenen Nahrungsspaltprodukten des Magen-Darm-Traktes, 2) Angleichung, Verschmelzung, z. B. benachbarter Organe
ästhetische Zahnheilkunde, die	Zweig der ZHK, welcher versucht, die Zähne und Zahnfleisch in Form, Farbe, Zahnstellung und Funktion ästhetisch zu optimieren
Asthma bronchiale, das	Atemnot in kurzen Anfällen durch krampfartiges Zusammenziehen der ▸ Bronchiolen, Schleimhautschwellung und Bildung eines zähflüssigen Schleimes
Asymmetrie, die	Unregelmäßigkeit, Ungleichmäßigkeit; Ggs. Symmetrie
Asystolie, die	verminderte oder fehlende systolische Kontraktionsbewegungen in bestimmten Herzbezirken; ▸ Systole
Atemfrequenz, die	Anzahl der Atemzüge pro Minute
ATG (parodontologisches **A**ufklärungs- und **T**herapie**g**espräch)	Aufklärung der/des Pat. über den Befund, die Diagnose und die Gründe seiner Parodontalerkrankung, seine Therapie und notwendigen Verhaltensweisen
Ätiologie, die	Lehre von den Ursachen einer Erkrankung
Atmung, die	▸ Respiration
Atom, das	kleinster chem. Baustein der Materie
Atonie, die	herabgesetzte oder fehlende Spannung der Muskulatur
atraumatisch	ohne Verletzung verlaufend; atraumatisches Nahtmaterial beinhaltet z. B. Nadeln ohne Öhr S. 91
Atrium, das	Vorhof des Herzens S. 36
Atrophie, die	Schwund, Rückbildung, z. B. des Alveolarknochens; ▸ Alveolarkammatrophie
attached Gingiva, die (engl.)	▸ Gingiva propria S. 98

A B C D E F G H I J K L M N O P Q R S T U V W X Y Z

Begriff	Erklärung
Attachment, das (engl.)	Befestigung; ZHK: Attachmentverlust ist der Verlust der Befestigung des Zahnes durch den Alveolarknochen, die Haltefasern usw.
Attest, das	ärztliche Bescheinigung
Attrition, die	mechanische Abnutzung der Zahnsubstanz durch direkten Zahnkontakt, z. B. durch Knirschen oder Pressen; vgl. ▸ Abrasion
Ätzgel, das (engl. etching gel, etching paste)	Mittel zum Anätzen der Zahnhartsubstanzen, v. a. Phosphorsäure; ▸ Konditionierung
Aufbaufüllung, die	Füllung aus Zement oder Kunststoff am präparierten Zahn unter einer Krone
Aufbissaufnahme, die (engl. intraoral occlusal view)	intraorale Röntgentechnik zur Darstellung z. B. von verlagerten Zähnen, Fremdkörpern oder Speichelsteinen in der Horizontalebene unten
Aufbissschiene, die	herausnehmbares Behandlungsgerät, i. d. R aus Kunststoff; Behandlung von Kiefergelenksproblemen, Knirschen, gelockerten Zähnen oder in der KFO
Aufbisstupfer, der	sterile, walnussförmige Gaze, z. B. zur Blutstillung nach einer Extraktion
Aufhellung, die	dunkler Bereich in einem Röntgenbild, z. B. durch Karies; Ggs. Verschattung
Aufklappung, die	kieferchirurgische Ablösung eines Mukoperiostlapppens von seiner knöchernen Unterlage
Aufklärungs- und Therapiegespräch, parodontologisches	▸ ATG
aufstellen	ZT: Platzieren von Kunststoffzähnen auf einem Modell in Wachs, z. B. Total- oder Teilprothese
Augmentation, die	Auffüllung; operative Einpflanzung, z. B. von Knochen
augmentativ	aufbauend

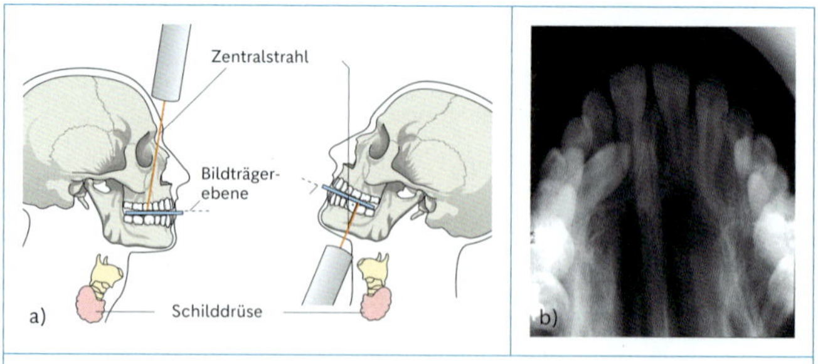

Aufbissaufnahme: a) im OK (links) und UK (Mundbodenaufnahme, rechts); b) retinierter und verlagerter Zahn 23 mit Follikularzyste

Begriff	Erklärung
ausarbeiten	ZT: Bearbeiten einer zahntechnischen Arbeit bis zum Polieren
ausbetten	ZT: Entfernen von Einbettmasse nach dem Guss, z. B. von einer Krone; ▸ einbetten
ausblocken	ZHK und ZT: Auffüllen von Bezirken oder Defekten, die nicht direkt einsehbar oder zugänglich sind, z. B. mittels Wachs
ausgießen	ZHK und ZT: Bez. für das Auffüllen einer Abformung mit Gips
Ausgleichselement, das	Konstruktion bei einem ZE, welche Kräfte in andere Bereiche überträgt, z. B. ▸ Transversalbügel oder ▸ Sublingualbügel bei Teilprothesen
Auskultation, die (lat. auscultare = mit Aufmerksamkeit zuhören)	Untersuchung durch Abhören der im Körper entstehenden Geräusche und Töne; meist mit einem Stethoskop
aut idem (lat. = oder das Gleiche)	wird dies bei der Rezeptierung eines Kassenrezeptes nicht angekreuzt, so kann der Apotheker sich ein preisgünstiges wirkstoffgleiches Präparat auswählen
autogen	körpereigen, z. B. bei Knochenersatzmaterialien Verwendung von körpereigenem Knochen
Autoimmunerkrankung, die	Erkrankungen, bei denen das Abwehrsystem ▸ Antikörper gegen körpereigene Stoffe bildet
Autoklav, der	Hochdrucksterilisator
autonomes Nervensystem	▸ Nervensystem S. 92
Autopolymerisation, die (engl. self curing)	von selbst ablaufende ▸ Polymerisation, v. a. bei chem. härtenden Materialien
Avitaminose, die	Erkrankungen durch unzureichende Aufnahme von ▸ Vitaminen, z. B. Skorbut bei Vitamin-C-Mangel
Avulsion, die	Abreißen eines Organteils; ZHK: vollständiges Herauslösen eines Zahnes durch einen Zahnunfall
axial	in Richtung der Achse
Axis, der	1) Achse, 2) zweiter Halswirbel
Axon, das oder der (Neurit)	lang gezogener Nervenzellfortsatz S. 93
Azidität, die	Säuregehalt einer Lösung
Azidose, die	Krankheitsbild beruhend auf einer Übersäuerung des Blutes
Bakteriämie, die	kurzfristige Anwesenheit von Bakterien im Blut
Bakterienflora, die	zum gesunden Körper gehörende Bakterien auf der Körperoberfläche oder in -höhlen

A B C D E F G H I J K L M N O P Q R S T U V W X Y Z

Begriff	Erklärung
bakteriostatisch	keimhemmend; Fähigkeit einer chem. Substanz, Bakterien in ihrem Wachstum und Vermehrung zu hemmen, ohne sie abzutöten; vgl. ▸ bakterizid
Bakterium, das (Mehrz. Bakterien)	einzelliger Mikroorganismus 👁 unten
bakterizid	keimtötend; Fähigkeit einer chem. Substanz, Bakterien abzutöten; vgl. ▸ bakteriostatisch
Balancekontakt, der	Zahnkontakt bei der Seitwärtsbewegung des UK auf der Nichtarbeitsseite
Ballaststoffe	unverdauliche Nahrungsbestandteile
Band, das	zementierter Ring um einen Zahn, meist aus Metall; Verankerung von KFO-Geräten
Bandscheibe, die	Zwischenwirbelscheibe; Bez. für die knorpelige Verbindung zweier Wirbelkörper
bar	frühere Maßeinheit des Drucks
basal	an der Grundfläche z. B. eines Organs oder Körperteils liegend
Basaliom, das (Mehrz. Basalioma)	teilweise bösartiger Tumor, der sich aus speziellen Hautzellen entwickelt
Base, die	Lauge; chem. Verbindung mit einem ▸ pH-Wert zwischen > 7 und 14; Ggs. Säure
basisch	laugenartig, alkalisch; ▸ Base
Bass-Technik, die	häufigste Zahnputztechnik 👁 S. 29
Bazillus, der (Mehrz. Bazillen)	stäbchenförmige Bakterie, z. B. Laktobazillus 👁 unten
befestigte Gingiva, die	▸ Gingiva propria 👁 S. 98
Befund, der	Aufzeichnung der Untersuchungsergebnisse
Befundevaluation, die	▸ BEV
Belag, der (engl. accretion)	Verunreinigung der Zahnoberfläche; Einteilung: 1) harter B., z. B. Zahnstein, 2) weicher B., z. B. Plaque
benigne (lat. benignus = von guter Art)	gutartig; keine ▸ Metastasen bildender Tumor; Ggs. maligne

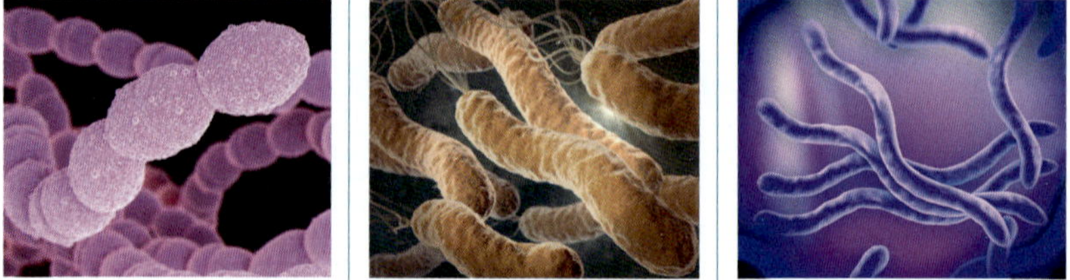

Bakterien: a) Kokken; b) Bazillen; c) Spirochäten

A B C D E F G H I J K L M N O P Q R S T U V W X Y Z

Begriff	Erklärung
Bestrahlung, die (engl. irridation)	Behandlung mit elektromagnetischen Schwingungen, z. B. Röntgenstrahlung
Betäubungsmittel, das	▸ BtM
BEV (**B**efund**ev**alution)	Beurteilung der parodontalen Befunde im Rahmen der systematischen Parodontitistherapie; erfolgt grundsätzlich drei bis sechs Monate nach Beendigung der antiinfektiösen Therapie; Dokumentation des klinischen Befunds: Sondierungstiefen und Sondierungsblutung, Zahnlockerung, Furkationsbefall, röntgenologischer Knochenabbau, Angabe des Knochenabbaus im Verhältnis zum Alter der/des Pat. (%/Alter); Vergleich der erhobenen Befunddaten mit den Befunddaten des Parodontalstatus
BG	**B**erufs**g**enossenschaft
BGW	**B**erufsgenossenschaft für **G**esundheitsdienst und **W**ohlfahrtspflege
Bifurkation, die	Zweigabelung; Gabelungsstelle bei zweiwurzeligen Zähnen
bimaxillär	beide Kiefer betreffend
Bimsstein, der	Verwendung in der ZHK als Poliermittel
Bindegewebe, das	Körpergrundgewebe zur Umhüllung von Organen, Nerven und Gefäßen
Biofilm, der	dünne, auf der Zahnoberfläche haftende Schleimschicht, in der Mikroorganismen eingebettet sind; die Mikroorganismen sind organisiert, kommunizieren und beeinflussen sich gegenseitig
Biokompatibilität, die	Maß dafür, wie gut der Körper mit einem körperfremden Material zurechtkommt
Bionator, der	herausnehmbares passives KFO-Behandlungsgerät für die gleichzeitige Behandlung beider Kiefer
Biopsie, die	Entnahme einer Gewebeprobe zur weiteren Untersuchung im Labor
Bipupillarlinie, die	horizontale Verbindungslinie durch die Mitte der Augenpupillen bei der/dem geradeaus blickenden Pat.

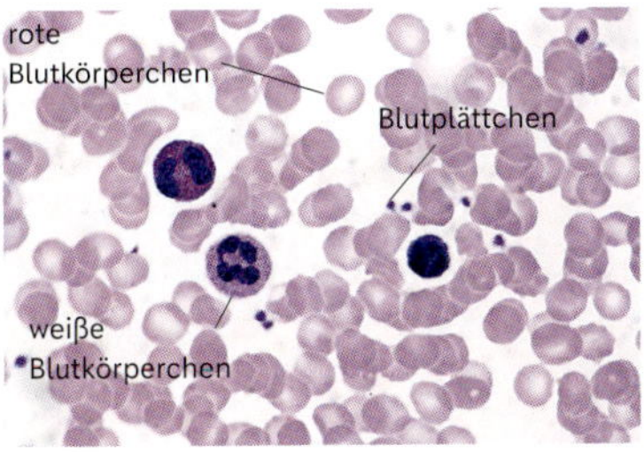

Angefärbte Blutkörperchen im Mikroskop

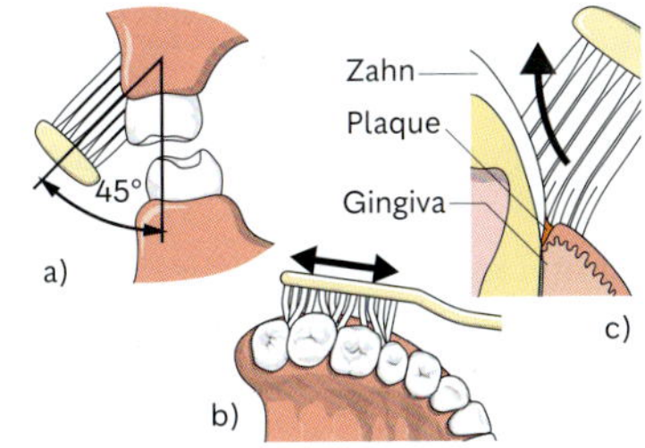

Die Bass-Technik

Begriff	Erklärung
Biss, der (engl. bite)	Aufeinandertreffen der oberen und unteren Zahnreihen; ▸ Okklusion
Bissanomalie, die	nicht regelgerechtes Aufeinandertreffen der oberen und unteren Zahnreihen; Bissarten: 1) ▸ eugnather Biss, 2) ▸ Distalbiss, 3) ▸ Mesialbiss, 4) ▸ Kopfbiss, 5) ▸ Kreuzbiss, 6) ▸ Zwangsbiss, 7) ▸ tiefer Biss, 8) ▸ Deckbiss, 9) ▸ offener Biss; vgl. ▸ Angle-Klasse
Bisserhebung, die	vertikale Erhöhung des Abstandes zwischen OK und UK beim Zusammenbiss
Bissflügelaufnahme, die (engl. bitewing)	intraorale Röntgenaufnahme, v. a. zur Diagnostik von Interdentalkaries; Zahnkronen von OK und UK eines Seitenzahngebietes sind auf einer Aufnahme abgebildet 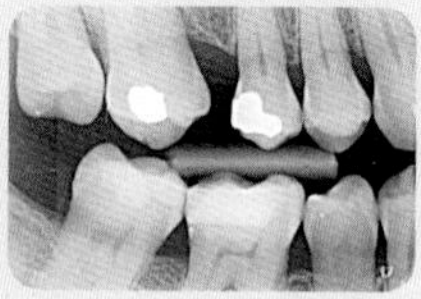
Bisslage, die	Lagebeziehung von OK und UK in sagittaler Richtung; Einteilung in 1) ▸ Neutralbiss, 2) ▸ Mesialbiss, 3) ▸ Distalbiss; ▸ Angle-Klasse
Bissnahme, die (engl. bite registration; Kieferrelationsbestimmung)	Bestimmung und Fixierung der dreidimensionalen Lagebeziehung von OK und UK bzw. von OK und UK zum Schädel
Bissschablone, die	Hilfsmittel zur Bissnahme bei zahnlosen oder teilbezahnten Kiefern
Bleaching, das (engl. für Bleichen)	Methode zur Aufhellung der Zahnfarbe
Bleiäquivalent, das	▸ Bleigleichwert
bleibende Zähne	▸ Dentes permanentes S. 11
Bleigleichwert, der (Bleiäquivalent)	strahlenschutztechnische Kennzeichnung für die Abschirmwirkung eines Materials; gibt die Dicke einer Bleischicht in Millimeter an, welche dieselbe Abschirmwirkung hat wie das gekennzeichnete Material
Bleischürze, die (engl. lead apron)	Strahlenschutz bei Röntgenaufnahmen
Block, der	Unterbrechung einer Leitung, z. B. am Nerv, in einem Gefäß
Blut, das	im Herz-Kreislauf-System zirkulierende Flüssigkeit; Bestandteile: 1) ▸ Blutplasma mit ▸ Blutserum, 2) ▸ Blutkörperchen
Blutbild, das	mikroskopische Blutuntersuchung zur Bestimmung der Anzahl der unterschiedlichen ▸ Blutkörperchen S. 29
Blutdruck, der (Einheit: mmHg bzw. kPa)	Druck des Blutes auf die Gefäßwand bzw. auf die Herzkammer; Unterscheidung: 1) ▸ systolischer B., 2) ▸ diastolischer B.
Blutgerinnsel, das	▸ Blutkoagulum

Begriff	Erklärung
Blutgerinnung, die (engl. blood clotting)	komplexer Vorgang, welcher der Blutstillung dient; ▸ Quick-Wert, ▸ INR
Blutgruppe, die	unveränderliche und erbliche Merkmale des Blutes; Blutgruppe: 1) A, 2) AB, 3) B, 4) 0
Blutkoagulum, das (engl. blood clot; Blutpfropf; Blutgerinnsel; Koagulum)	geronnenes Blut, z. B. in einer Extraktionsalveole
Blutkörperchen, das (Blutzellen, Hämozyten)	zellulärer Bestandteil des Blutes; Blutkörperchen bilden den ▸ Hämatokrit; 45 % des Gesamtbluts; 1) ▸ Erythrozyten, 2) ▸ Leukozyten, 3) ▸ Thrombozyten S. 29; S. 50
Blutkreislauf, der	1) durch die Pumpleistung des Herzens bewirkte Bewegung des Blutes in den Adern, 2) Gesamtheit der Blutgefäße im Körper unten
Blutpfropf, der	▸ Blutkoagulum
Blutplasma, das (Plasma)	Blut ohne zelluläre Bestandteile; enthält Eiweiße und ▸ Fibrinogen; ca. 55 % des Gesamtbluts; vgl. ▸ Blutserum
Blutserum, das	Blutplasma ohne Fibrinogen
Blutung, die (engl. hemorraghe, bleeding)	Austritt von Blut aus den Gefäßen an die Körperoberfläche oder in das Gewebe
Blutungszeit, die	Zeitspanne vom Einsetzen einer Blutung bis zur Blutgerinnung
BMP	▸ **b**one **m**orphogenetic **p**roteins

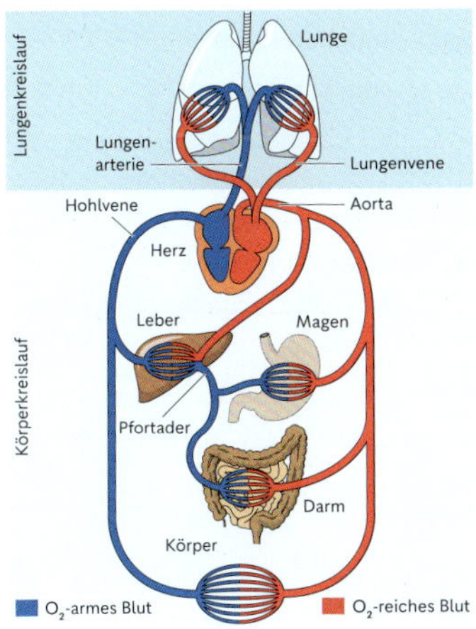

Der Blutkreislauf

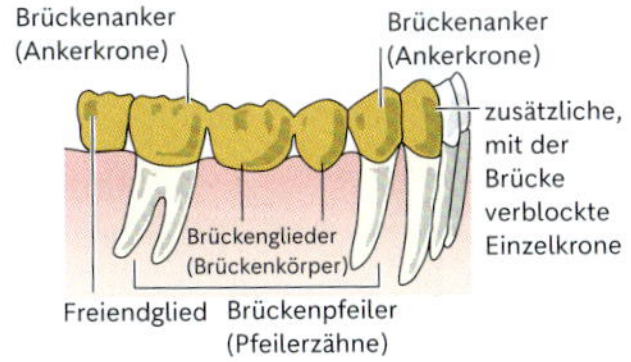

Brücke

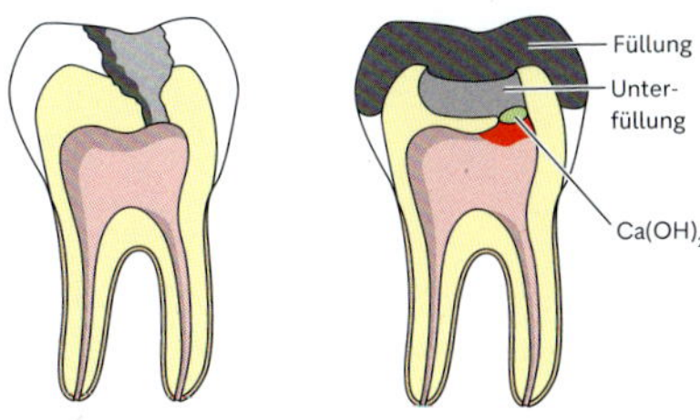

Direkte Pulpaüberkappung:
a) Ausgangssituation; b) Endzustand

A
B
C
D
E
F
G
H
I
J
K
L
M
N
O
P
Q
R
S
T
U
V
W
X
Y
Z

Begriff	Erklärung
Bolus, der	Bissen; im Mund zerkautes Nahrungsmittel
bombiert	gewölbt; ZHK: im Bereich des Approximalraumes gewölbtes Matrizenband
Bond, das	▸ Adhäsiv
bone morphogenetic proteins (BMP; engl.)	knochenmorphogenetische Proteine; Eiweiße, welche Knochenbildungszellen stimulieren
BOP (engl. **b**leeding **o**n **p**robing)	Blutung des Zahnfleisches bei Untersuchung mit einer stumpfen Sonde, z. B. beim ▸ Sulkus-Blutungsindex
Botulinumtoxin, das (kurz Botox)	starkes bakterielles Gift von Clostridium botulinum; wird u. a. in der kosmetischen Chirurgie zur Faltenreduzierung eingesetzt
bovin	ein Rind betreffend; Knochenersatzmaterial boviner Herkunft ist dem Rind entnommen
Bracket, das	Befestigungselement für festsitzende KFO-Apparaturen
Bradykardie, die	langsame Schlagfolge des Herzens; Pulsfrequenz < 60/min
Branche, die	Greifarm, z. B. einer Extraktionszange
brennen	Verfahren in der ZT, bei dem keramische Massen ausgehärtet werden
Brillenhämatom, das (ugs. blaues Auge)	Bluterguss im Bereich der Ober- und Unterlider; Bez. Monokelhämatom, wenn nur ein Auge betroffen ist
Bronchien	▸ Bronchus
Bronchiolen	feine Verzweigung der Bronchien; ▸ Bronchus
Bronchitis, die	Entzündung der Bronchialschleimhaut
Bronchus, der (Mehrz. Bronchien)	Hauptast der Luftröhre; verzweigt sich in Bronchiolen, die die Luft zu den Lungenbläschen (Alveolen) führen
brown spot, der (engl.)	zum Stillstand gekommene ▸ Initialkaries
Brücke, die (engl. bridge)	festsitzender ZE zum Ersatz einer Zahnlücke, wird an ▸ Brückenpfeilern befestigt; Ausnahme: ▸ abnehmbare Brücke; Brückenarten: 1) ▸ einspannige Brücke, ▸ mehrspannige Brücke, 2) ▸ Inlaybrücke, ▸ Teilkronenbrücke, 3) ▸ Schwebebrücke, 4) ▸ Adhäsivbrücke, 5) ▸ Freiendbrücke; 6) ▸ geteilte Brücke, 7) ▸ einteilige Brücke 👁 S. 31
Brückenanker, der (Ankerkrone)	Teil einer Brücke; wird auf die präparierten Zähne zementiert; befestigt die ▸ Brückenglieder 👁 S. 31
Brückenglied, das (Brückenkörper; Zwischenglied)	Teil einer Brücke, der den fehlenden Zahn ersetzt 👁 S. 31
Brückenkörper, der	▸ Brückenglied
Brückenpfeiler, der (Pfeilerzähne)	präparierte Zähne; dienen zur Befestigung einer Brücke über die ▸ Brückenanker 👁 S. 31

Begriff	Erklärung
Bruxismus, der	Knirschen und Pressen; Aneinanderreiben oder Aufeinanderdrücken der OK- und UK-Zähne; meist stressbedingt
BtM (**B**e**t**äubungs**m**ittel)	Arzneimittel; Einnahme kann zu physischen und psychischen Abhängigkeiten führen; unterliegen dem Betäubungsmittelgesetz
Bucca, die (lat.)	Wange
bukkal	zur Wange hin; ▸ Bucca 👁 S. 10
Bulimie, die	Ess-Brech-Sucht; gestörtes Essverhalten mit Heißhunger und anschließend absichtlich herbeigeführtem Erbrechen; führt zu Erosionen der Zahnhartsubstanz; vgl. ▸ Anorexie

Begriff	Erklärung
$Ca(OH)_2$	▸ Kalziumhydroxid 👁 S. 31; S. 69
CAD (**C**omputer-**A**ided **D**esign)	digitale Aufnahme der Präparation und Gestaltung des ZE am PC; dient als Grundlage zur Fräsung des ZE aus einem Keramikblock
Cadwell-Luc-Operation, die	operative Eröffnung der Kieferhöhle von der Mundhöhle aus
Calciumhydroxid, das ($Ca(OH)_2$)	▸ Kalziumhydroxid
Calor, der	Wärme; Kardinalsymptom einer Entzündung
Camper-Ebene, die	gedachte Ebene am Schädel; verläuft parallel zur Okklusionsebene durch die Punkte ▸ Spina nasalis anterior und ▸ Tragus
Canalis, der (lat.)	Rinne, Röhre, z. B. Canalis radicis dentis = Wurzelkanal des Zahnes
Candida albicans, die	Hefepilzart, die eine Candidose auslösen kann
Candidose, die (engl. candidiasis; Candida-Mykosen)	Infektion, v. a. durch ▸ Candida albicans; weißliche Beläge auf geröteter Mundschleimhaut, v. a. bei Säuglingen und bei Prothesenträgern; frühere Bez.: Soormykose 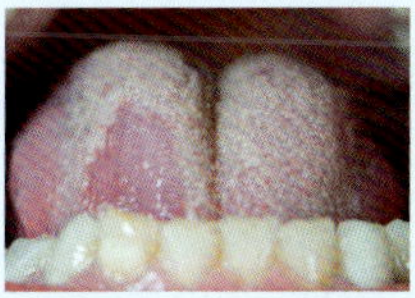
Caninus, der (engl. canine; Mehrz. Canini)	Eckzahn; kurz für ▸ Dens caninus 👁 S. 11
Capsula, die (lat.)	Kapsel, z. B. Capsula articularis: Gelenkkapsel
Caput mandibulae, das (lat. caput = Kopf; Kondylus)	Gelenkköpfchen des UK; gehört zum ▸ Kiefergelenk 👁 S. 76; S. 87
Caries, die	▸ Karies
Caries media, die	mittlere Karies; Dentinkaries, die bis zur Mitte des Dentins geht 👁 S. 34

Begriff	Erklärung
Caries profunda, die	tief liegende, pulpanahe Karies unten
Caries superficialis, die (Schmelzkaries)	oberflächliche Karies; Karies, die nur im Schmelz liegt unten
Carotis, die	▸ Arteria carotis
Caruncula sublingualis, die	paarige Schleimhauterhebung nahe dem Zungenbändchen; Mündung der Ausführungsgänge der ▸ Glandula sublingualis und ▸ Glandula submandibularis S. 9
cave	Vorsicht, hüte dich vor
Cavum oris, das (engl. oral cavity)	Mundhöhle S. 9
Cellula ethmoidalis, die (Mehrz. Cellulae ethmoidales)	Siebbeinzelle; luftgefüllte Knochenkammer im Siebbein; die Cellulae ethmoidales zählen zu den Nasennebenhöhlen S. 91
Cementum, das (engl. cementum, tooth cement)	Wurzelzement; auch: Zahnzement S. 11; S. 98
Cerebellum, das	Kleinhirn
Cerebrum, das	Gehirn, Großhirn
cervical	▸ zervikal
Cervix, die	Hals
Cervix dentis, die (engl. dental neck, dental cervix; Collum dentis)	Zahnhals S. 11
Charge, die	Produktserie; Praxishygiene: eine Anzahl von aufbereiteten Instrumenten oder Materialien unter gleichen Bedingungen des Desinfektions- bzw. Sterilisationsvorgangs
Chargendokumentation, die	Praxishygiene: schriftlicher Nachweis für jede Charge

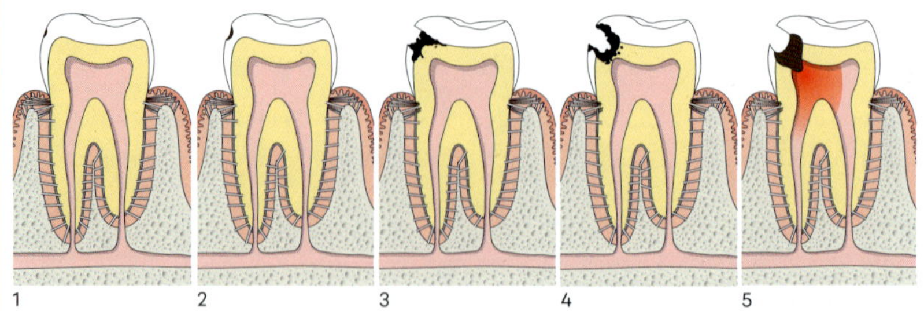

Kariesverlauf: 1) Initialkaries (white spot); 2) Schmelzkaries (Caries superficialis); 3) Dentinkaries (Caries media); 4) tiefe Dentinkaries (Caries profunda); 5) Kariesbakterien dringen in die Pulpa ein.

Begriff	Erklärung
Chargenkontrolle, die	Praxishygiene: Überprüfung einer Charge
Charters-Methode, die	besondere Zahnputztechnik bei Zahnfleischerkrankungen
Cheilitis, die	Lippenentzündung
Chemotherapeutikum, das (Mehrz. Chemotherapeutika)	Substanzen mit weitgehend selektiver Schädigung von Krankheitserregern und Tumorzellen
Chemotherapie, die	Hemmung von Krankheitserregern und Tumorzellen im Organismus durch Einsatz von Chemotherapeutika
Chipping, das (engl.)	zwiebelförmiges Abscheren einer Keramikverblendung
Chirurgie, die (engl. surgery)	Lehre von der operativen Behandlung von Erkrankungen und Unfallereignissen
chirurgische Parodontaltherapie, die	▸ CPT
ChKM	▸ **Ch**lorphenol-**K**ampfer-**M**enthol
Chlorhexidin, das (CHX)	Antiseptikum mit breitem Wirkungsspektrum zur Desinfektion von Haut und Schleimhäuten, z. B. Chlorhexidingluconat
Chlorphenol-Kampfer-Menthol, das (ChKM)	Antiseptikum, v. a. zur Desinfektion des Wurzelkanals
Cholesterin, das	Grundsubstanz der Steroidhormone und Gallensäuren; Vorkommen in der Nahrung
Chondroblast, der	Knorpel bildende Zelle
Chromosomen (Einz. das Chromosom)	im Zellkern liegende sichtbare Träger der Erbinformation; ▸ DNS
chronisch	langsam verlaufend, sich langsam entwickelnd; Ggs. akut
CHX	▸ **Ch**lorhe**x**idin
Clostridium, das	Gattung sporenbildender, anaerober Bakterien, z. B. Clostridium tetani (Erreger von Wundstarrkrampf)
Collum, das	Hals
Collum dentis, das	▸ Cervix dentis S. 11
Collum mandibulae, das	Unterkieferhals; am aufsteigenden Ast des UK S. 87
Colon, das	▸ Kolon S. 37
Commotio, die	▸ Kommotio
Compliance, die	1) Bereitschaft der/des Pat., Hinweise und Anordnungen des/der Arztes/Ärztin einzuhalten, 2) Dehnbarkeit des Gewebes
Computertomografie, die (CT)	computergesteuerte Röntgentechnik zur Darstellung einzelner Schichten von Knochen und Weichgewebe
Concha nasalis, die	Nasenmuschel
Condylus, der	▸ Kondylus

Begriff	Erklärung
Cor, das	Herz unten
Corona dentis, die	Zahnkrone S. 11
Corpus, das (lat.; Mehrz. Corpora)	Körper
Corpus mandibulae, das	Unterkieferkörper; ▸ Mandibula S. 87
Cortex, der	▸ Kortex
Cortison, das	▸ Kortison

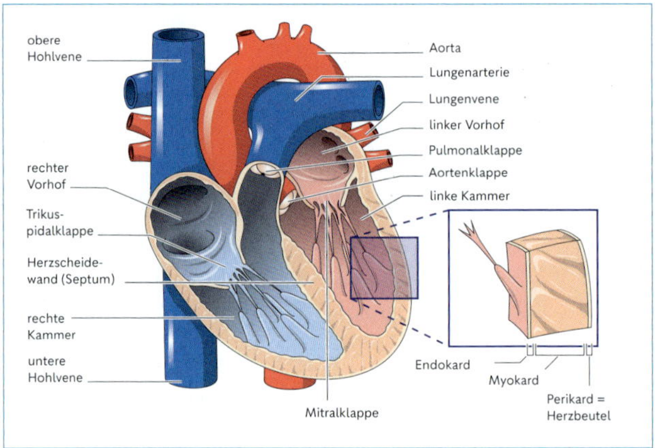

Aufbau des Herzens

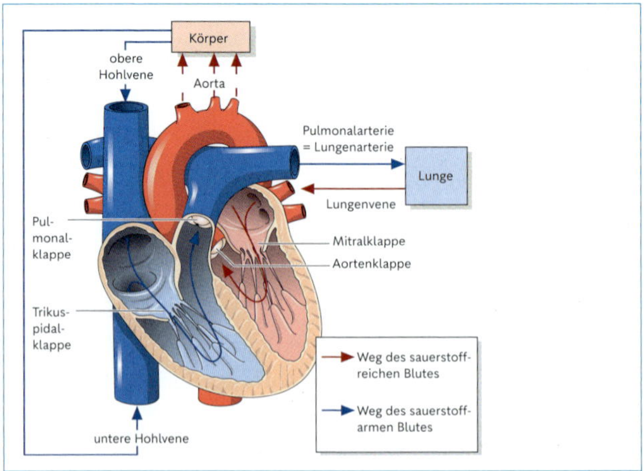

Der Weg des Blutes durch das Herz

Begriff	Erklärung
Coverdenture-Prothese, die (Deckprothese; teleskopierende Totalprothese)	Totalprothese mit ▸ Teleskopen – die Teleskope werden in der Regel vom rosafarbenen Prothesenkunststoff überdeckt; Indikation: Restzahnbestand von bis zu drei Zähnen
Covid-19	durch das Virus SARS-CoV-2 hervorgerufene Infektionskrankheit
CPITN (engl. **C**ommunity **P**eriodontal **I**ndex of **T**reatment **N**eeds)	Index zur Bewertung der parodontalen Situation; heute abgelöst durch den ▸ parodontalen Screening-Index
CPT (**c**hirurgische **P**arodontal**t**herapie)	kann durchgeführt werden, wenn bei der Befundevaluation (BEV) noch Taschen mit einer Tiefe von > 6 mm vorliegen
Cracked-Tooth-Syndrom, das	Loslassschmerzen nach Belastung eines Zahnes durch eine nicht vollständige Längsfraktur eines Zahnes
Crown-Down-Technik, die	Technik zur Wurzelkanalaufbereitung
CT	▸ **C**omputer**t**omografie
Cuticula, die	Häutchen; ▸ Schmelzoberhäutchen
Cutis, die	▸ Kutis

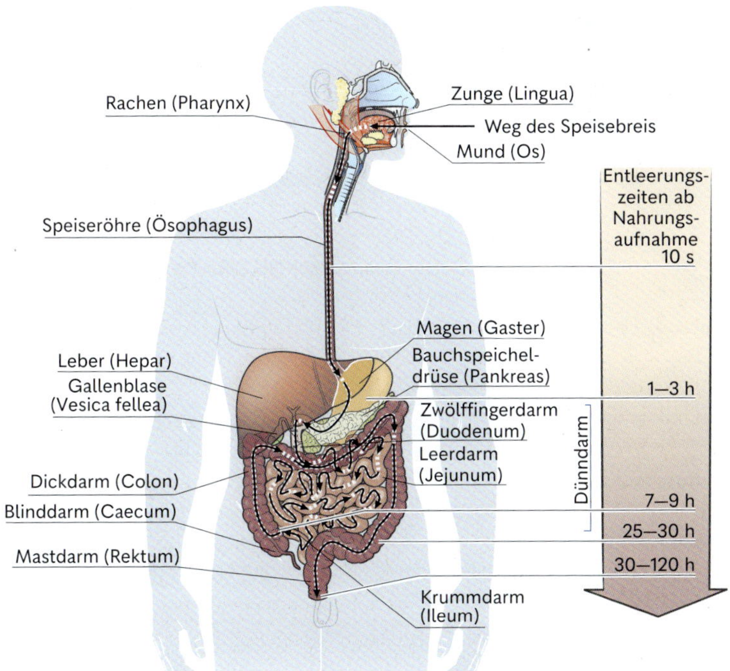

Der Verdauungstrakt

A B C D E F G H I J K L M N O P Q R S T U V W X Y Z

Begriff	Erklärung
Cyclamat, das	▸ Zuckerersatzstoff; zählt zu den Süßstoffen, ist kaum kalorisch
DAJ	**D**eutsche **A**rbeitsgemeinschaft für **J**ugendzahnpflege
Darm, der	schlauchförmiger Teil des Verdauungstraktes S. 37
DD	▸ **D**ifferenzial**d**iagnose
Débridement, das (franz.)	ZHK: Säuberung von Zahnoberflächen (in der Parodontologie) und Wurzelkanälen
Deckbiss, der	Überbegriff für eine Zahnfehlstellung mit verdeckten unteren Schneidezähne
Deckprothese, die (engl. maxillofacial prothesis, epithesis)	▸ Coverdenture-Prothese
Deep Scaling, das (engl.)	▸ Kürettage
defekt	schadhaft, fehlerhaft; Ggs. intakt
Defektprothese, die (Epithese; Obturator)	Deckung von fehlenden Gesichts- oder Kieferanteilen durch einen herausnehmbaren Ersatz
deferens	hinabführend, abwärtsführend
definitive Prothese, die	endgültige Prothese
Deformation, die (Mehrz. Deformationen)	Formabweichung, Verformung, Missbildung
Degeneration, die	1) Rückbildung von Geweben, Organen, z. B. durch Verschleiß, 2) Anhäufung ungünstiger Erbmerkmale; Ggs. Regeneration
Dehiszenz, die	Klaffen, Auseinanderweichen, z. B. von Wundrändern; Ggs. Adaptation
Dehnplatte, die	herausnehmbares KFO-Behandlungsgerät mit aktiven Elementen zur Verbreiterung eines Kiefers bei Zahnengstand; Variante der ▸ aktiven Platte
Dekontamination, die	Entfernung von Krankheitskeimen oder chem. Substanzen, z. B. aus Kleidungsstücken; Ggs. Kontamination
Dekubitus, der (Mehrz. Dekubiti)	Druckstelle der Haut oder Schleimhaut; ZHK: Druckstelle von Prothesen
Delaire-Maske, die	selten angewandtes, extraorales KFO-Behandlungsgerät zur Zurückschiebung eines vor dem OK liegenden UK
delegieren	eine Aufgabe an eine andere Person übertragen
Demastikation, die	Form der ▸ Abrasion; Abrieb der Zahnsubstanz durch abschleifende Nahrungsbestandteile

Begriff	Erklärung
Demenz, die (Adj. dement)	fortschreitender Abbau des Gehirns mit Verlust geistiger Fähigkeiten
Demineralisation, die (engl. demineralization, decalcification; Demineralisierung, Entmineralisierung)	Entkalkung; Säureangriff (pH ≤ 5,5 bei Zahnschmelz) führt zu Verlust von Mineralien in den Zahnhartsubstanzen; Ggs. Remineralisation S. 74
Denaturieren, das	1) Vergällen, d. h. Genussmittel durch schwer zu entfernende Zusätze ungenießbar machen, 2) chem. Veränderung, z. B. von Eiweißen durch Erhitzen
Dendrit, der (Mehrz. Dendriten)	baumartiger Zellfortsatz einer Nervenzelle S. 93
Dens, der (engl. dens, Mehrz. dentes; engl. tooth, Mehrz. teeth; Mehrz. Dentes)	Zahn S. 11
Dens caninus, der (engl. canine tooth; kurz Caninus; Mehrz. Dentes canini)	Eckzahn S. 11
Dens incisivus, der (engl. incisor, incisal tooth; kurz Inzisivus; Mehrz. Dentes incisivi)	Schneidezahn S. 11
Dens serotinus, der (engl. third molar, wisdom tooth)	Weisheitszahn S. 11
dental	die Zähne betreffend
Dentalfluorose, die	▸ Fluorose
Dentalgie, die (engl. dental pain)	Zahnschmerz
Dentes decidui (engl. deciduous teeth, baby teeth, milk teeth)	Milchzähne; wörtlich: ausfallende Zähne S. 11
Dentes molares (engl. molar teeth)	Molaren, Mahlzähne S. 11
Dentes natales	zum Zeitpunkt der Geburt vorhandene Zähne
Dentes permanentes (engl. permanent teeth, secondary teeth)	bleibende Zähne; ersetzen die Milchzähne oder treten an anderen Stellen aus dem Kiefer S. 11
Dentes praemolares (engl. premolars)	Prämolaren S. 11

Begriff	Erklärung
Dentikel, der (Mehrz. Dentikel)	rundlicher bis ovaler Hartgewebskörper, welcher im Pulpagewebe liegt; D. bilden ein Hindernis bei der Wurzelkanalbehandlung
Dentin, das	Zahnbein; 1) Primärdentin: Bildung bis zum Abschluss des Wurzelwachstums, 2) Sekundärdentin: Bildung nach dem Zahndurchbruch, 3) Tertiärdentin: Bildung durch Reize, z. B. Karies S. 11
Dentinhypoplasie, die	unvollständige Dentinbildung; ▸ Dentinogenesis imperfecta
Dentinliquor, der	Flüssigkeit in den Dentinkanälchen
Dentinogenesis imperfecta, die (Dentinhypoplasie, Capdepont-Syndrom)	erbliche Dentinbildungsstörung; unvollständige Dentinbildung mit transparenter Braun- oder Graublaufärbung der Zähne (Glaszähne) und Abnutzung der Zahnkrone
Dentintubulus, der (Mehrz. Dentintubuli)	Dentinkanälchen; Kanälchen im Dentin, in dem ein ▸ Odontoblastenfortsatz liegt S. 105
Dentitio difficilis, die (engl. impeded eruption)	erschwerter Zahndurchbruch; Entzündung der Schleimhaut um die Zahnkrone bei teilretinierten Zähnen
Dentitio praecox, die	verfrühter Zahndurchbruch; Ggs. Dentitio tarda
Dentitio tarda, die (engl. delayed eruption)	verzögerter Zahndurchbruch; Ggs. Dentitio praecox
Dentition, die (engl. dentition; Dentitio)	Zahndurchbruch
Dentitionsanomalie, die	Abweichung vom normalen Zahndurchbruch
Dentitionszyste, die	Zahndurchbruchszyste; meist bei Milchzähnen; entsteht durch Abhebung des Zahnsäckchens von der Krone
dentogen	von den Zähnen ausgehend; auch: ▸ odontogen
Depot, das	Lager, Ablagerung
Depression, die	1) seelische Verstimmung, 2) Knochenvertiefung
Derma, das (Mehrz. Dermata)	Haut
Dermatitis, die	entzündliche Hautreaktion
Dermatologe, der / **Dermatologin**, die	Arzt/Ärztin für Haut- und Schleimhauterkrankungen
descendens	absteigend, z. B. Colon descendens = absteigender Teil des Dickdarms; Ggs. ascendens
Desensibilisierung, die (engl. desentisizing)	1) ZHK: Reduktion der Beschwerden von überempfindlichen Zahnhälsen, 2) in Bezug auf eine Allergie ▸ Hyposensibilisierung

Begriff	Erklärung
Desinfektion, die (engl. disinfection, scrubbing; Verb desinfizieren)	Abtötung, Reduzierung bzw. Inaktivierung von Keimen, z. B. Hände-, Flächen-, Wisch-, Instrumentendesinfektion
Desinfektionsmittel, das (engl. disinfectant detergent)	zur Desinfektion geeignete Substanz
Desmodont, das (engl. periodontal ligament; Desmodontium, Periodont, Periodontium)	Wurzelhaut; zwischen Zahnwurzel und Alveolarknochen liegendes Bindegewebe; enthält ▸ Sharpey-Fasern S. 98
Desmodontalspalt, der	▸ Parodontalspalt
Desmodontium	▸ Desmodont
Desmotom, das (Periotom)	Instrument zum Durchtrennen der Fasern der Wurzelhaut, z. B. vor einer Extraktion
Desoxyribonukleinsäure, die	▸ DNS
Desquamation, die	Abschuppung der obersten Hornschicht der Haut
Destruktion, die	Zerstörung
Deviation, die	Abweichung von der natürlichen Lage
devital	leblos, abgestorben; Ggs. vital
Devitalisierung, die (engl. devitalization; Devitalisation; Verb devitalisieren)	Abtöten der erkrankten Zahnpulpa durch geeignete Mittel
dexter	rechts; Ggs. sinister
Dextrose, die	▸ Glukose
DGE	**D**eutsche **G**esellschaft für **E**rnährung
DGZMK	**D**eutsche **G**esellschaft für **Z**ahn-, **M**und- und **K**ieferheilkunde
Diabetes, der	Durchgang, Durchfluss; Abk. für ▸ Diabetes mellitus
Diabetes mellitus, der	Zuckerkrankheit; pathologisch erhöhter Blutzuckerspiegel; Ursache: 1) Typ 1: zu geringe Insulinproduktion in der Bauchspeicheldrüse, 2) Typ 2: verminderte Insulinempfindlichkeit der Gewebe
Diagnose, die	Zuordnung einer gesundheitlichen Störung zu einem Krankheitsbegriff und deren Benennung
Diagnostik, die	alle Verfahren, die zur Abklärung einer Krankheitsursache angewendet werden, z. B. Anamnese, Röntgenbilder, Vitalitätsprobe
Diaphragma, das	1) Zwerchfell, 2) Scheidewand, z. B. zwischen Organen, 3) mechanisches Empfängnisverhütungsmittel

Begriff	Erklärung
Diaphyse, die	Mittelstück der Röhrenknochen zwischen beiden ▸ Epiphysen S. 79
Diastema, das	Zahnlücke ohne Zahnverlust; Diastema mediale: meist angeborene Lücke zwischen den mittleren OK-Schneidezähnen
Diastole, die	Erschlaffung der Herzmuskulatur; Füllungsphase des Herzens; Ggs. Systole
diastolischer Blutdruck	Blutdruck während der Erschlaffung des Herzmuskels
Differenzialdiagnose, die (DD)	Unterscheidung und Abgrenzung einander ähnlicher Krankheitsbilder
diffus	ausgebreitet, ohne feste Umgrenzung
Diffusion, die	Verteilung von Gasen, Flüssigkeiten oder Feststoffen zu Orten niederer Konzentration bis zur völligen Durchmischung
digitale Volumentomografie, die	▸ DVT
Dilatation, die	Erweiterung eines Hohlorgans
Diplokokkus, der (Mehrz. Diplokokken)	paarweise angeordnetes kugelförmiges Bakterium
direkte Überkappung, die (engl. direct pulp capping)	Überdeckung einer kleinflächig eröffneten Pulpa mit einem Medikament, bevor eine Unterfüllung und Füllung gelegt wird S. 31
Disaccharid, das	Doppelzucker; aus zwei Molekülen bestehendes Kohlenhydrat, z. B. Maltose
Discus articularis, der	Knorpelscheibe im ▸ Kiefergelenk S. 76
Diskus, der (Discus)	Scheibe, z. B. Discus articularis S. 76
Dislokation, die (Adj. disloziert)	Verschiebung, Veränderung der normalen Lage
Disparallelität, die	ZHK: Zähne, deren Zahnachsen nicht parallel zueinander sind, z. B. durch Zahnkippung 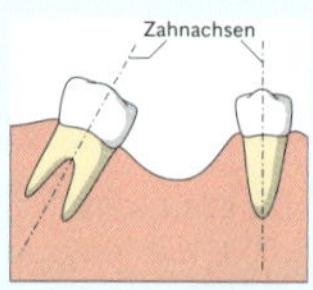
Disposition, die	Bereitschaft, Veranlagung, z. B. zu Krankheiten
distal (lat. distare = getrennt sein, entfernt sein)	körperfern; von der Mitte des Zahnbogens weg; Ggs. proximal, mesial S. 10
Distalbiss, der	Rückbiss; horizontale Gebissanomalie mit Verlagerung des UK nach distal; Ggs. Mesialbiss; ▸ Angle-Klasse
distal-exzentrisch	▸ exzentrische Röntgenaufnahmen S. 45
Distanz, die	räumlicher Abstand, Entfernung

Begriff	Erklärung
Distalisierung, die	kieferorthopädische Bewegung von Zähnen nach ▸ distal; vgl. ▸ Mesialisierung
Distomolar, der	überzähliger Zahn hinter dem Weisheitszahn
Distraktion, die (Verb distrahieren)	Auseinanderziehen von Knochenenden
Distress, der	negativer Stress
Divergenz, die	Auseinanderweichen, z. B. Pfeilerdivergenz; Ggs. Konvergenz
DMF-T-Index, der (**de**cayed-**m**issing-**f**illed-**t**ooth-Index; DMF-S-, dmf-t-Index)	Kariesindex zur Beurteilung des Kariesrisikos ▸ Tab. S. 134
DNA (engl.)	**d**eoxyribo**n**ucleic **a**cid, ▸ DNS
DNS (**D**esoxyribo**n**ukleinsäure; engl. DNA)	v. a. im Zellkern vorkommendes langkettiges Molekül, das die Erbinformationen trägt
Dokumentation, die	Aufzeichnung eines Behandlungsablaufes
Dolor, der (engl. pain)	Schmerz; Kardinalsymptom einer Entzündung
Dolor post, der	Schmerz nach einem Geschehen, Ereignis, z. B. nach einer Zahnextraktion: Dolor post extractionem
Doppelarmklammer, die	gebogene oder gegossene Klammer mit Klammerarmen auf der oralen und vestibulären Seite eines Zahnes
Doppelkrone, die	▸ Teleskop
Doppelmischabformung, die	Abformart zur Abformung von präparierten Zähnen oder Implantaten; Vorgehen: 1) Umspritzen der präparierten Zähne mit dünnfließender Abformmasse, 2) knetbares bzw. zähfließendes Abformmaterial in den Abformlöffel, 3) beides zusammen aushärten; einzeitig-zweiphasige Abformung
dorsal	hinten, an der Rückseite gelegen, zum Rücken gehörend; Ggs. ventral
Dosimeter, das	Gerät zur Messung der Dosis der Röntgenstrahlen; müssen am Körper von beruflich strahlenexponierten Personen getragen werden
Dosis, die (engl. dose; Mehrz. Dosen)	gemessene Menge einer Strahlung oder eines Medikaments
Down-Syndrom, das (Trisomie 21)	angeborene Erbkrankheit durch überzähliges ▸ Chromosom Nr. 21
Dragée, das	mit einem Zuckerüberzug versehene Arzneipille
Drain, der (Drän)	Gummi-, Kunststoffröhre, Gazestreifen zur Ableitung von Flüssigkeiten aus Operationswunden
Drainage, die (engl. drainage)	Ableitung von Flüssigkeiten aus einem Wundgebiet; durch einen ▸ Drain
Drän, der	▸ Drain

Begriff	Erklärung
Dreiecksklammer, die	Halteklammer; greift in den Interdentalraum
Droge, die	Arzneistoff als Heil-, Rausch- oder Suchtmittel
Druckstelle, die	▸ Dekubitus
dry socket, das (engl.)	▸ Alveolitis sicca
dual härtend	Eigenschaft von Materialien, die meist durch das Vermischen von Basis und Katalysator erhärten
Dublieren, das	Anfertigen eines identischen zweiten Gipsmodells
Ductus, der	Gang
Duodenum, das	Zwölffingerdarm; an den Magenpförtner anschließender, 25–30 cm langer Dünndarmabschnitt S. 37
DVT (**d**igitale **V**olumen**t**omografie)	extraorale Röntgentechnik in der ZHK, die es ermöglicht, dreidimensionale Bilder des Schädels einer/eines Pat. zu erstellen
Dysfunktion, die	Störung der Funktion, z. B. eines Organs
Dysgnathie, die (griech. dys = falsch, schlecht; gnathos = Kiefer)	Kieferfehlentwicklungen der Zähne, der Kiefer und des Kausystems; führt zu einer abnormen Form und Funktion des Gebisses
Dysplasie, die (Mehrz. Dysplasien)	Fehlentwicklung, Unterentwicklung, z. B. eines Organs (z. B. Zahndysplasie)

Begriff	Erklärung
ECC (**e**arly **c**hildhood **c**aries)	frühe Milchzahnkaries
Eckzahnführung, die	alleiniger Kontakt der Eckzähne der Arbeitsseite bei der Seitwärtsbewegung
Edelmetall, das	Metalle, die besonders korrosionsbeständig sind, v. a. Platin, Palladium, Gold, Silber
Edlan-Mejchar-Operation, die	Vergrößerung der befestigten Gingiva durch eine chirurg. Vertiefung der Umschlagfalte mittels eines gestielten Schleimhautlappens
EDTA	▸ **E**thylen**d**iamin**t**etraessigsäure
EEG (**E**lektro**e**nzephalo**g**ramm)	Aufzeichnung der Hirnströme
Effektivdosis, die	diejenige Menge von Substanzen, die wirksam ist
efferent (efferens)	wegführend, z. B. Blutgefäße, die von einem Organ wegführen; Ggs. afferent
Effloreszenz, die	sichtbare Hautveränderung, z. B. Pusteln
einartikulieren	Fixieren von OK- und UK-Modellen einer/eines Pat. in einen ▸ Artikulator
einbetten	Einbringen einer Wachsmodellation in eine ▸ Muffel und das Ausgießen mit Einbettmasse
eingliedern	dauerhaftes Einsetzen von ZE in die Mundhöhle

Begriff	Erklärung
eingliedrige Brücke, die	Brücke mit einem ▸ Brückenglied
Einlagefüllung, die	▸ Inlay
Einprobe, die	Überprüfung einer ZT-Arbeit im Mund
einschleifen	Abtragen von Zahnhartsubstanz oder von ZE, um eine harmonische Okklusion und Artikulation herzustellen
Einschubrichtung, die	Richtung, in welche ein ZE auf seine abstützenden Zähne geschoben wird; Voraussetzung bei einer Brücke: Pfeilerzähne sind exakt parallel präpariert
einspannige Brücke, die	Brücke, die eine Lücke schließt; vgl. ▸ mehrspannige Brücke unten
einzementieren (engl. to cement)	definitives Einsetzen von festsitzendem ZE
EKG (**E**lektro-**k**ardio**g**ramm)	Herzstromkurve, Aufzeichnung des Verlaufs der Herzströme
Ekzem, das	nicht ansteckende, vielgestaltige, juckende Entzündung der Haut
Elastomere (Einz. das Elastomer)	Oberbegriff für irreversibel-elastische ▸ Abformmaterialien; dazu gehören: 1) ▸ Silikon, 2) ▸ Polyether, 3) ▸ Polysulfid
Elektrokardiogramm, das	▸ EKG
Elektrokoagulation, die	operative Zerstörung von Gewebebezirken durch Strom; Verfahren der ▸ Kauterisation
Elektrolyt, der	Stoff, der in wässrigen Lösungen in ▸ Ionen zerfällt; wichtige Nahrungsbestandteile, z. B. Natrium, Kalium, Kalzium
Elektron, das (Mehrz. Elektronen)	negativ geladenes Teilchen

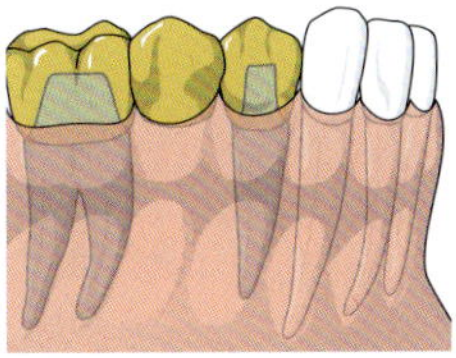

einspannige Brücke

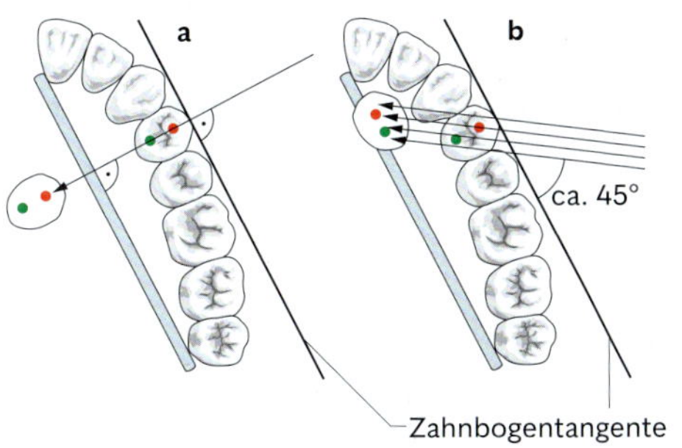

a) Bei orthoradialer Einstellung werden die Wurzeln überlagert dargestellt; b) mit der exzentrischen Einstellung (hier: distal-exzentrisch) werden die Wurzeln überlagerungsfrei abgebildet.

Begriff	Erklärung
Elektronenmikroskop, das	sehr stark vergrößerndes Mikroskop; arbeitet mit Elektronen statt mit Licht
Elektrotom, das	elektro-chirurgisches Messer zur Gewebedurchtrennung; funktioniert über Erwärmung durch Strom
Element, das	nicht weiter zerlegbarer Grundbestandteil
Elevatorium, das (engl. elevator)	chirurgisches Instrument zum Abheben der Knochenhaut oder zum Anheben eingedrückter Knochenteile 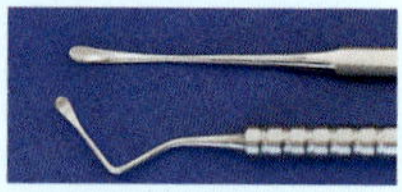 *Elevatorien*
eliminieren	ausschalten, beseitigen
Elongation, die (Adj. elongiert)	Verlängerung; ZHK: das Herauswachsen von Zähnen ohne Gegenbezahnung
Embolie, die	Verstopfung eines Blutgefäßes durch körpereigenen oder -fremden ▸ Embolus
Embolus, der	Gefäßpfropf
Embryo, der	Leibesfrucht von der 3. Schwangerschaftswoche bis zum 3. Schwangerschaftsmonat
Emesis, die	Erbrechen
Emphysem, das	Aufblähung von Organen oder Körperteilen
empirisch	auf Erfahrung beruhend
Empyem, das	Eiteransammlung in natürlichen Körperhöhlen, z. B. in der Kieferhöhle S. 14
Emulsion, die	Gemisch aus fein verteilten, nicht ineinander löslichen Flüssigkeiten, z. B. Milch
en face	Ansicht auf das Gesicht; Lagebez., v. a. bei der Fotografie von Pat.; Ggs. en profil
en profil	Ansicht auf die Seite des Gesichtes; Lagebez., v. a. bei der Fotografie von Pat.; Ggs. en face
Enamelum, das	▸ Zahnschmelz S. 11
Enanthem, das	Ausschlag an den Schleimhäuten
Endemie, die	ständig in einem begrenzten Gebiet vorkommende Infektionskrankheit; Ggs. Epidemie
Endodontie, die (engl. endodontics; kurz Endo)	Lehre von der Diagnostik und Therapie der Pulpaerkrankungen
Endodontium, das	Pulpa und das umgebende Dentin; Pulpa-Dentin-Einheit S. 105
endogen	im Körper entstehend; von innen kommend
Endokard, das	Innenschicht der Herzwand S. 36
Endokarditis, die	Entzündung der Herzinnenwand

Begriff	Erklärung
Endokarditis-prophylaxe, die	Vorbeugung einer Herzbeutelentzündung durch Gabe von Antibiotika bei disponierten Personen
Endokranium, das	Knochenauskleidung des Schädelinneren
endokrine Drüse, die	Drüse, die ihr Sekret nach innen absondert, z. B. Hormone in die Blutbahn
Endoskopie, die	minimalinvasive Ausleuchtung und Inspektion von Körperhöhlen oder Hohlorganen mittels Endoskop
Endothel, das	Gefäßinnenhaut; von Zellverbänden gebildete, einschichtige Auskleidung der Hohlorgane
Endotoxin, das	Gift, welches bei der Auflösung von Bakterien frei wird
Engstand, der (engl. overcrowding)	Abk. für Zahnengstand; Platzmangel der Zähne, v. a. im Frontzahnbereich
enossal	im Knocheninneren liegend, z. B. enossales Implantat
enteral	auf den Darm bezogen; Ggs. parenteral
enterale Applikation, die	Darreichung von Medikamenten über den Magen-Darm-Trakt
Enterokolitis, die	Entzündung des Dick- und Dünndarms
Entkalkung, die	▸ Demineralisation
Entmineralisierung, die	▸ Demineralisation
Entwickler, der	chem. Flüssigkeit, die belichtete Röntgenaufnahmen sichtbar macht; Umwandlung von angeregten Silberbromidteilchen in Silber
Entzündung, die (engl. inflammation, Adj. infected; Inflammation)	Reaktion des Körpers auf verschiedenartige Zellschädigungen; Kardinalsymptome: 1) ▸ Rubor, 2) ▸ Calor, 3) ▸ Dolor, 4) ▸ Tumor, 5) ▸ Functio laesa
Enzym, das (Adj. enzymatisch)	besondere Eiweiße, die zur Aktivierung von Stoffwechselreaktionen benötigt werden
Epidemie, die	Infektionskrankheit, die in einem großen Raum zeitlich gehäuft auftritt; Ggs. Endemie
Epidemiologie, die	Wissenschaft von der Verteilung, Entstehung und Bekämpfung von Krankheiten und den Folgen in der Bevölkerung
Epidermis, die	Oberhaut; äußere Zellschicht der ▸ Haut
Epiglottis, die	Kehldeckel
Epikrise, die	kritische Analyse eines abgeschlossenen Krankheitsbildes durch einen/eine Arzt/Ärztin
Epikutantest, der	Test zur Feststellung von Allergenen, die auf die Haut gegeben werden
Epilepsie, die (griech. epilepsia = Fallsucht)	anfallartig auftretende Funktionsstörung des Gehirns, Folgen: Bewusstseinsverlust und Krämpfe
Epipharynx, der	der nasale Abschnitt des Rachenraums 👁 S. 103

A B C D E F G H I J K L M N O P Q R S T U V W X Y Z

Begriff	Erklärung
Epiphyse, die	gelenknahes Endstück der Röhrenknochen; ▸ Diaphyse S. 79
Epiphysenfuge, die	knorpelige Wachstumszone zwischen den Epiphysen und der Diaphyse
Epithel, das	oberste Schicht der Haut und Schleimhaut; Deckschicht
Epithese, die	▸ Defektprothese
Epulis, die	gutartige Geschwulst aus gingivo-parodontalem Gewebe; sitzt kugelförmig am Alveolarfortsatz
Ergonomie, die	Lehre von den Arbeitsbedingungen und ihren Auswirkungen auf die Menschen
Erhaltungstherapie, die	Therapie nach der Heilung einer Erkrankung zur Vermeidung eines Rückfalls
Erosion, die (engl. erosion)	1) Verlust von Zahnhartsubstanz durch häufige direkte Einwirkung von Säuren, z. B. aus Obstsäften, 2) oberflächliche Schädigung der Haut oder Schleimhaut
Erste-Hilfe-Maßnahme, die	siehe ▸ ABC-Schema
Eruption, die	Ausbruch; Durchbruch, z. B. eines Zahnes
Erysipel, das	Wundrose; durch Streptokokken verursachte Entzündung der Haut mit Rötung und flammenförmigen Ausläufern
Erythem, das	entzündliche Rötung der Haut, durch vermehrte Durchblutung
Erythrosin, das	Hauptbestandteil von Substanzen zur Plaqueanfärbung
Erythrozyten (Einz. der Erythrozyt)	rote Blutkörperchen; Funktion: Transport von Sauerstoff und Kohlendioxid; enthalten ▸ Hämoglobin S. 29; S. 50
Escherichia, die	Gattung gramnegativer Bakterien, die sich v. a. in den Eingeweiden des Menschen aufhalten, z. B. Escherichia coli
ESG (**E**in-**S**tück-**G**ussprothese)	▸ Modellgussprothese
essenziell	wesentlich, lebensnotwendig, z. B. essenzielle Aminosäuren, d. h. Aminosäuren, welche der Körper nicht selbst bilden kann
etching	engl. für anätzen
Ethylendiamintetraessigsäure, die (EDTA)	Gleitmittel bei der Wurzelkanalaufbereitung; löst die präparationsbedingte Schmierschicht auf
Eugenol, das	Extrakt des Nelkenöls; wirkt entzündungshemmend und schmerzlindernd
Eugnathie, die (griech. eu = gut, richtig)	regelgerechtes Gebiss; Ggs. Dysgnathie; ▸ Neutralbiss
Eustachische Röhre, die	▸ Tuba auditiva

A B C D E F G H I J K L M N O P Q R S T U V W X Y Z

Begriff	Erklärung
Exanthem, das	entzündlicher, großflächiger Hautausschlag, z. B. durch Masern
Exazerbation, die	Verschlimmerung, Steigerung oder Wiederaufflammen einer Erkrankung
Exitus, der	1) Tod, 2) Ausgang
Exkavation, die	1) Aushöhlung, 2) Entfernung von kariösem Dentin
Exkavator, der (engl. excavator)	scharfes, löffelähnliches Instrument zum Entfernen von Karies 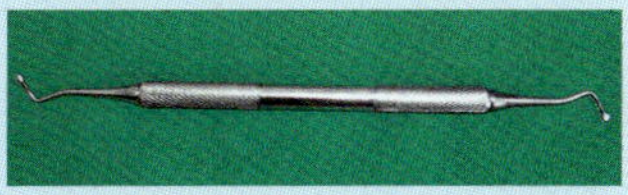
exogen	außerhalb des Organismus entstanden; von außen in den Körper eindringend
exokrine Drüse, die	Drüse, die auf die Körperoberfläche absondert
Exostose, die	Knochenauswuchs auf der Knochenoberfläche
Exotoxin, das	von Bakterien abgesondertes, giftiges Stoffwechselprodukt
Expansion, die	Ausdehnung, Erweiterung
Explantation, die	Auspflanzung bzw. Entfernung von Organen, Geweben, Implantaten; Ggs. Transplantation
Exposition, die	1) Gefährdung eines Organismus durch äußere Bedingungen, denen er ausgesetzt ist, 2) Einwirkung von Röntgenstrahlung auf einen Organismus
Exspiration, die	Ausatmung; Ggs. Inspiration
Exstirpation, die (engl. extirpation)	vollständige operative Entfernung, z. B. der Pulpa
Exsudat, das	bei einer Entzündung abgesonderte eiweißhaltige Flüssigkeit
Extension, die	Ausdehnung
Extensionsbrücke, die	▸ Freiendbrücke
externus	außen; Ggs. internus
Extrakt, der oder das	wässriger, alkoholischer oder ätherischer Auszug tierischer oder pflanzlicher Stoffe
Extraktion, die (lat. extrahere = herausziehen; engl. extraction)	Herausziehen; ZHK: Kurzbez. für Zahnextraktion, d. h. die Entfernung eines Zahnes mittels Zange und/oder Hebel
extraoral	außerhalb des Mundes; Ggs. intraoral
extrazellulär	außerhalb der Zelle; Ggs. intrazellulär
Extremitäten (lat. extremitas = das Äußerste)	im weiteren Sinne: was aus einem Körper herausragt; im engeren Sinne: die Gliedmaßen (Arme, Beine)
extrinsisch	von außen her, außerhalb; Ggs. intrinsisch
Extrusion, die	Bewegung des Zahnes aus dem Kiefer heraus; Ggs. Intrusion

Begriff	Erklärung
exzentrische Röntgenaufnahme, die	Röntgenaufnahme, bei der der Zentralstrahl nicht senkrecht (in der Horizontalebene) auf die Zahnbogentangente auftrifft, sondern nach mesial oder distal verschoben ist; Anwendung: 1) zur Darstellung aller Wurzeln bei einem mehrwurzeligen Zahn, 2) Lagekontrolle eines retinierten Zahnes; Einstellungen mesial- oder distal-exzentrisch S. 45
Exzision, die	Herausschneiden von Gewebe; Ggs. Inzision

F.	▸ Foramen
Facette, die (Fassette)	Verblendschale an einem ZE aus Kunststoff oder Keramik
facialis	▸ fazial
fakultativ	freigestellt, möglicherweise
Farbring, der (engl. colour chart, shade guide)	Farbschlüssel zur Bestimmung der Zahnfarbe
Fassette, die	▸ Facette
Faszie, die (lat. fascia = Band)	breitflächige, dünne Hülle aus Bindegewebe, z. B. um Muskeln
Faszikel, der	kleines Bündel von Muskel- oder Nervenfasern
Fauces (Einz. die Faux; lat.)	Sammelbez. für Schlundenge, Gaumensegel und Rachenmandeln
Faulecke, die	▸ Angulus infectiosus oris
fazial (facialis)	zum Gesicht gehörend
Fazialislähmung, die (Fazialisparese)	Gesichtslähmung; Lähmung aller durch den N. facialis versorgter Muskeln; oft halbseitig
Fazialisparese, die	▸ Fazialislähmung
FDI	**F**édération **D**entaire **I**nternationale
FDI-Zahnschema, das	Zahnschema zur Kennzeichnung der Zähne S. 131
Febris, die	Fieber; Körpertemperatur über 38 °C

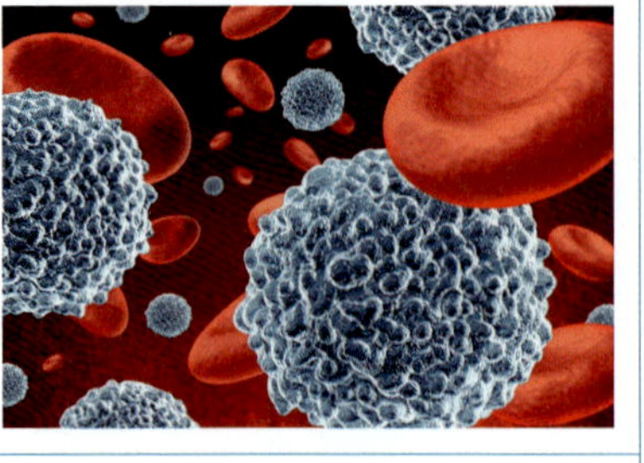

Erythrozyten und Leukozyten

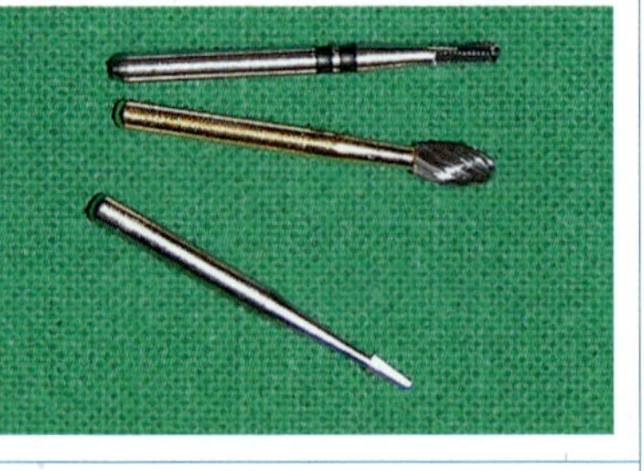

Bohrer mit FG-Schaft

Begriff	Erklärung
Fehlstellung, die (engl. misalignment)	Abweichung der Achsrichtung oder der korrekten anatomischen Position eines Zahnes im Zahnbogen
Feilung, die	Späne einer Silber-Zinn-Kupfer-Legierung als Ausgangsprodukt zur Herstellung von Silberamalgamen
Fernröntgenseitenaufnahme, die (FRS; engl. cephalogram)	extraorale Röntgenaufnahme des seitlichen Schädels; Diagnostik, v. a. in der KFO
festsitzender Zahnersatz (engl. fixed dentures)	ZE, welcher durch Zementierung fest mit den Pfeilerzähnen verbunden wird; Ggs. herausnehmbarer ZE
Fetus, der (Fötus)	Leibesfrucht ab dem 4. Schwangerschaftsmonat
FG-Schaft, der (engl. **F**riction **G**rip)	glatter Schaft eines rotierenden Instrumentes zum Halt in einer Turbine oder einem Schnelllauf-Winkelstück; vgl. ▸ RA-Schaft 👁 S. 50
Fiberoptiktransillumination, die (FOTI)	Durchleuchtung des Zahnes mit starken Lichtquellen zur Kariesdiagnostik
Fibra, die (Mehrz. Fibrae)	Faser von Muskeln, Nerven oder des Bindegewebes, z. B. Fibrae dentoalveolares
Fibrille, die	kleine Muskel- oder Nervenfaser
Fibrin, das	gefäßabdichtender Eiweißstoff des Blutes; entsteht bei Verletzungen aus ▸ Fibrinogen
Fibrinogen, das	im Blutplasma gelöste Vorstufe des ▸ Fibrins
Fibrom, das	gutartiger Bindegewebstumor
Fibrosarkom, das	bösartiger Bindegewebstumor
Fibrozyt, der	Zelle des Bindegewebes
Filmhalter, der	Hilfsmittel beim Röntgen, um den Film zu halten; ermöglicht ein einfacheres Einstellen des Tubus nach der Rechtwinkeltechnik
final	das Ende des Lebens betreffend
finieren	glätten einer Oberfläche mit speziellen v. a. rotierenden Instrumenten; ▸ anfinieren
Fissur, die	Furche, Spalt, Vertiefungen der Kaufläche von Molaren und Prämolaren
Fissurenversiegelung, die (engl. fisure seal)	Säuberung und Füllung tiefer Fissuren mit einem Füllungsmaterial zur Kariesprophylaxe; erweiterte F. in Kombination mit einer okklusalen Füllung
Fistel, die (Fistula)	1) röhrenförmige Verbindung zwischen Körperhöhlen oder Hohlorganen untereinander oder mit der Körperoberfläche; ZHK: häufig entzündliche Ursachen, 2) operativ angelegte Verbindung
Fistula	▸ Fistel

Begriff	Erklärung
Fixation, die (Fixierung; Verb fixieren)	1) Befestigung, z. B. von gelockerten Zähnen, 2) Haltbarmachen von Röntgenbildern
Fixierer, der	Mittel, das Röntgenbilder lichtunempfindlich macht; entfernt nicht angeregte Silberbromidteilchen
Fixierung, die	▸ Fixation
Flaschenkaries, die	▸ Nursing-Bottle-Syndrom
flexibel	biegbar, elastisch
Fließrate, die	kurz für Speichelfließrate; Bildung von Speichel in einer bestimmten Zeit
Flora, die	1) die einem Organismus bzw. in einem Organ natürlich vorkommenden Bakterien, z. B. Mundflora, 2) Pflanzenwelt eines Gebietes
Fluid, das	Flüssigkeit
Fluktuation, die	wellenartige Bewegung beim Abtasten von mit Flüssigkeit gefüllten Körperregionen, z. B. bei Abszessen
Fluor, das	chem., gasförmiges, giftiges Element
Fluorapatit, der	Bestandteil des Zahnschmelzes; eine Kalzium-Fluorid-Verbindung
fluoreszierende Stoffe	Stoffe, die bei Bestrahlung auf- und nachleuchten
Fluorid, das (Mehrz. Fluoride)	Salz der Fluorwasserstoffsäure; karieshemmende Wirkung: 1) Zahnschmelz wird widerstandsfähiger gegen Säuren, 2) Förderung der Remineralisation, Hemmung der Demineralisation, 3) Hemmung von Kariesbakterien
Fluoridanamnese, die	Befragung der/des Pat. nach seinen unterschiedlichen Fluoridquellen
Fluoridierung, die (engl. fluorid application; Verb fluoridieren, engl. to fluoride)	Anreicherung mit ▸ Fluoriden; ZHK: zur Kariesprophylaxe: 1) systemisch, z. B. mit Fluoridtabletten, 2) lokal, z. B. durch Auftragen von fluoridhaltigen Substanzen
Fluoridverbindungen	ZHK: Einsatz zur ▸ Fluoridierung; 1) Aminfluorid, 2) Natriumfluorid, 3) Natriummonofluorphosphat, 4) Zinnfluorid
Fluorose, die (kurz für Dental- oder Schmelzfluorose)	weißlich oder bräunlich gefleckter oder gebänderter Zahnschmelz durch zu hohe Fluoridkonzentration während der Schmelzbildung
FMD	▸ **F**ull-**M**outh-**D**esinfection
Foetor ex ore, der	Mundgeruch; Ursache: krankhafte Veränderungen in der Mundhöhle, z. B. massive Karies
Fokalinfektion, die	Herdinfektion; sekundäre bakterielle Erkrankung, die nach einer lokalen Infektion, z. B. der Zähne, an anderer Stelle, z. B. am Herzen, auftritt

Begriff	Erklärung
Fokus, der	1) Herd, Sitz eines lokalen Krankheitsprozesses; kann eine ▸ Fokalinfektion auslösen, 2) Brennfleck einer Röntgenröhre; hier prallen die Elektronen auf die Anode auf
Follikel, der	1) ZHK: Zahnsäckchen, 2) Bläschen; kleiner Schlauch; Säckchen, 3) Zellhülle des gereiften Eies des Eierstocks, 4) Haarbalg
follikuläre Zyste, die	mit Flüssigkeit gefüllter Hohlraum im Knochen, der sich aus Zellen des Zahnsäckchens bildet
Fontanelle, die	Knochenlücken der Schädelknochen beim Kleinkind
food debris (engl.)	frische Essensreste auf den Zähnen
Foramen, das (F.; Mehrz. Foramina)	Loch im Knochen zum Ein- bzw. Austritt von Nerven und Gefäßen
Foramen apicis dentis, das	▸ Foramen apikale
Foramen apikale, das (F. apicis dentis)	Wurzelspitzenloch; Loch an der Wurzelspitze eines Zahnes S. 11
Foramen caecum, das	Einziehung an der oralen Fläche von Schneidezähnen; meist bei den oberen seitlichen Schneidezähnen
Foramen infraorbitale, das	Loch unterhalb der Augenhöhle; paarig
Foramen incisivum, das	Loch im OK im Gaumenbein hinter den Schneidezähnen S. 87
Foramen magnum, das	Hinterhauptloch
Foramen mandibulae, das (F. mandibulare)	Loch an Innenseite des aufsteigenden UK-Astes; paarig S. 87; 90
Foramen mentale, das	Kinnloch; liegt an der Außenseite des UK, im Prämolarenbereich; paarig S. 87; 90
Foramen palatinum, das	Loch im OK im Gaumenbein in Höhe der Weisheitszähne S. 87
Foramen supraorbitale, das	Loch oberhalb der Augenhöhle; paarig

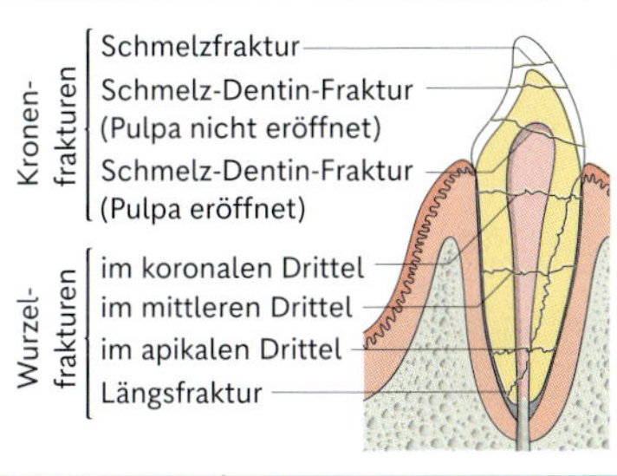

Zahnfrakturen

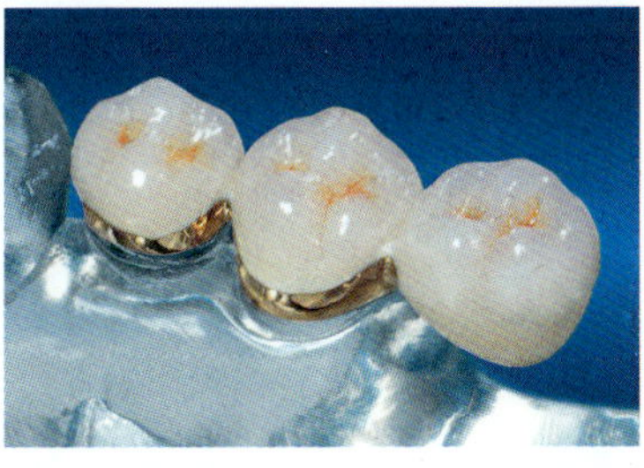

Freiendbrücke

Begriff	Erklärung
Formaldehyd, der	▸ Formalin
Formalin, das (Formaldehyd)	35 %ige Lösung von Formaldehyd als Konservierungs- und Desinfektionsmittel; ZHK: Mittel zur Devitalisierung der Pulpa
Formokresol, das	Mischung aus ▸ Formalin und Kresol
Fornix, der	ZHK: Umschlagfalte; Übergang von der beweglichen in die nicht bewegliche Schleimhaut
forte	stark; Zusatzbez. für Arzneimittel mit höher dosierten Wirkstoffen
Fossa mandibularis, die (lat. fossa = Grube)	Gelenkgrube am Schläfenbein (Os temporale) für den Gelenkkopf des UK; Teil des ▸ Kiefergelenks S. 76
FOTI	▸ **Fi**ber**o**ptik**t**rans**i**llumination
Fötus, der	▸ Fetus
Fragment, das	Bruchstück, z. B. eines Knochens
Fraktur, die	1) Knochenbruch, 2) Bruch eines Zahnes S. 53
Frankfurter Horizontale, die	gedachte Ebene zwischen dem oberen Rand der äußeren Gehörgänge und dem unteren, knöchernen Augenhöhlenrand
freie Gingiva, die	▸ Gingiva marginale S. 101
Freiendbrücke, die (engl. cantilever bridge; Extensionsbrücke)	Brücke mit einem ▸ Brückenglied, das nur einseitig an einem ▸ Brückenanker befestigt ist S. 53
Freiendlücke, die (Freiendsituation)	verkürzte Zahnreihe; nach distal fehlende Zähne; Weisheitszähne werden meist nicht betrachtet; Einteilung: 1) einseitig, 2) beidseitig; Ggs. Schaltlücke
Freiendprothese, die (Freiendsattel)	herausnehmbarer ZE, der eine ▸ Freiendlücke versorgt unten
Freiendsattel, der	▸ Freiendprothese
Freiendsituation, die	▸ Freiendlücke

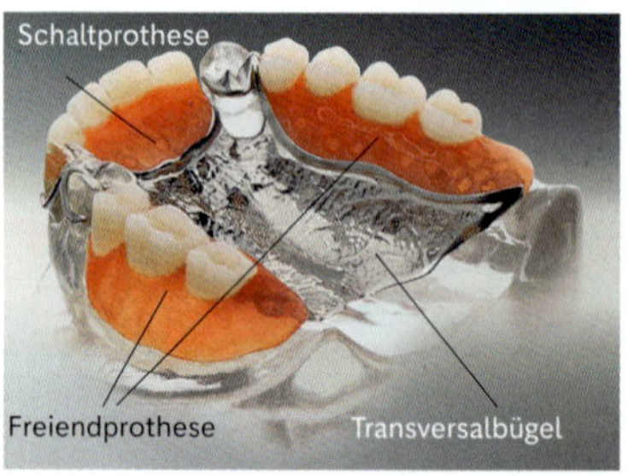

Kombination von Schalt- und Freiendprothese im Oberkiefer mit Transversalbügel

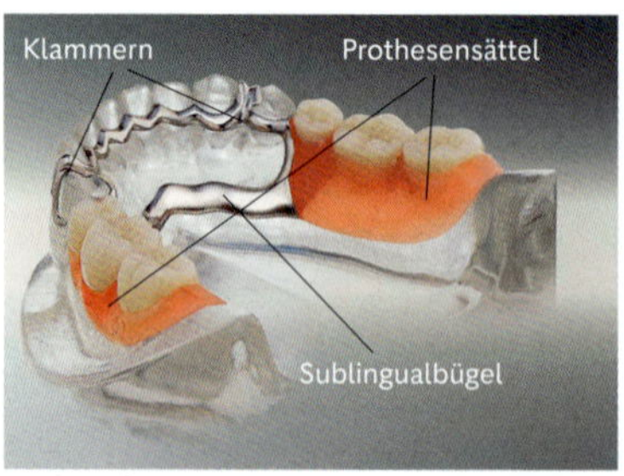

Freiendprothese im Unterkiefer mit Sublingualbügel

Begriff	Erklärung
Freilegung, die	chirurg. Entfernung der Schleimhäute und evtl. des Knochens über einem Implantat oder Zahn
freiliegender Zahnhals (engl. exposed neck)	Zahnwurzeloberfläche, die nicht von Knochen und Schleimhaut bedeckt ist
Fremdkörper, der	von außen in den Organismus eingedrungener, nicht zum Organismus gehörender Gegenstand
Frenulektomie, die (Frenektomie, Frenulotomie)	Durchtrennung und Entfernung eines Lippen- oder Zungenbändchens
Frenulum, das	kleines Bändchen, kleine Hautfalte
Frenulum buccale, das	Wangenbändchen S. 9
Frenulum labii, das	Lippenbändchen S. 9
Frenulum linguae, das	Zungenbändchen S. 9
Frequenz	Schwingungshäufigkeit pro Zeit; Einheit: Hertz (Hz)
Friktion, die	Haftung durch Reibung bei parallelen bzw. gut zueinanderpassenden Flächen, z. B. bei Primär- und Sekundärteleskopen
frontal	die Stirn betreffend
Frontalebene, die	parallel zur Stirn gedachte verlaufende Ebene S. 12
Frontzähne (engl. anterior teeth)	Schneide- und Eckzähne; ▸ Seitenzähne S. 10; S. 11
Frontzahnführung, die	alleiniger Kontakt der Frontzähne der Arbeitsseite bei der Seitwärtsbewegung des UK
Frontzahnstufe, die	Abstand der Schneidekanten der oberen und unteren Frontzähne beim normalem Zusammenbiss in sagittaler Richtung; Norm: ca. 2 mm
FRS	▸ **F**ern**r**öntgen**s**eitenaufnahme
Früherkennungsuntersuchung, die (FU)	präventive Untersuchungen von Kleinkindern zwischen dem 30. und 72. Lebensmonat
Frühkontakt, der	▸ Vorkontakt
Fruktose, die	Fruchtzucker; gehört zu den Einfachzuckern
Frühsommer-Meningoenzephalitis, die (FSME)	durch einen Zeckenbiss übertragene Infektionskrankheit; kann eine Gehirn-, Hirnhaut- und Rückenmarksentzündung verursachen
Full-Mouth-Desinfektion, die (FMD)	Keimfreiheit in der Mundhöhle durch unterschiedliche desinfizierende Spülungen, Säuberung der Zunge und Entfernung der Zahnbeläge, v. a. in der Parodontologie
Füllung, die (engl. filling)	Ersatz von zerstörten Zahnhartsubstanzbereichen mit einem körperfremden Material
Functio laesa, die	eingeschränkte Funktion; Kardinalsymptom der Entzündung

A B C D E F G H I J K L M N O P Q R S T U V W X Y Z

Begriff	Erklärung
Fundus, der	Boden, Grund; tiefster Teil eines Hohlorgans
fungistatisch	Pilzwachstum hemmend
fungizid	Pilze abtötend
Fungus, der (Mehrz. Fungi)	Pilz
Funktionsabformung, die	Abformung des zahnlosen bzw. teilbezahnten Kiefers zur Herstellung von Total- bzw. Teilprothesen mit einem individuellen Abformlöffel; während der Aushärtung des Abformmaterials führt die/der Pat. aktive Bewegungen durch und/oder es werden passive Bewegungen durch den/die ZA/ZÄ ausgeführt
Funktionsanalyse, die	Überprüfung des funktionellen Zustands und des Zusammenwirkens von Zähnen, Kiefergelenken und Muskulatur im kraniomandibulären System
Funktionsrand, der	▸ Ventilrand
Funktionsregler nach Fränkel, der	herausnehmbares KFO-Gerät; Sonderform des ▸ Aktivators
Furkation, die	Gabelung; Teilungsstelle der Zahnwurzeln bei mehrwurzeligen Zähnen
Furunkel, das	eitrige Entzündung eines Haarbalges und seiner Talgdrüse

Begriff	Erklärung
Galenik, die	Lehre von der Arzneimittelzubereitung und -herstellung zum Verkauf
Galle, die	von der Leber gebildetes Sekret zur Fettverdauung, das in der Gallenblase gespeichert wird
Galvanokrone	Krone, deren Metallgerüst durch ▸ Galvanotechnik hergestellt wird
Galvanotechnik, die	elektrochemische Abscheidung von metallischen Überzügen auf Gegenständen in einem Tauchbad
Gammastrahlung, die (kurz γ-Stahlung)	kurzwellige, energiereiche, radioaktive Strahlung; gehört zu den elektromagnetischen Wellen
Ganglion, das (Mehrz. Ganglien)	1) Nervenknoten; Ansammlung von Nervenzellen, z. B. Ganglion trigeminale, 2) Überbein
Ganglion Gasseri, das	▸ Ganglion trigeminale
Ganglion trigeminale, das (Ganglion Gasseri)	Nervenknoten des N. trigeminus; liegt in der Schädelgrube an der Unterseite des Gehirns S. 90
Gangrän, die (engl. gangrene)	fauliger Gewebszerfall durch Durchblutungsstörungen und evtl. Verflüssigung des Gewebes durch Bakterien
Gangränbehandlung, die	Wurzelkanalbehandlung, bei der sich die Pulpa im Zustand der ▸ Gangrän befindet; erfordert eine medikamentöse Einlage
Gaster, die	Magen S. 37

Begriff	Erklärung
Gastritis, die	Entzündung der Magenschleimhaut
Gates-Bohrer, der	Bohrer zur Erweiterung eines Wurzelkanaleingangs 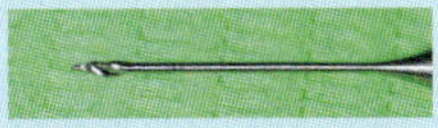
Gaumenbogen, der (engl. palatine arch)	mit Muskeln durchsetzte Schleimhautfalten, die vom Gaumensegel aus abwärts verlaufen; Einteilung: 1) vorderer G., 2) hinterer G. S. 9
Gaumenfalten	vier bis sechs paarige, quer verlaufende Falten am vorderen Gaumen
Gaumennaht-erweiterung, die	kieferorthopädisches und evtl. chirurg. Vorgehen zur transversalen Verbreiterung des OK; Brechen der knöchernen Verbindung des harten Gaumens
Gaumenspalte, die (engl. cleft palate)	angeborener, fehlender Zusammenschluss der beiden Gaumenhälften; isoliert oder als ▸ Lippen-Kiefer-Gaumen-Spalte vorkommend
Gaze, die	▸ Mull
Gebiss, das (engl. dentures, false teeth, dental prosthesis)	1) Gesamtheit der Zähne im OK und UK, 2) ugs. für Totalprothese
Gegenbiss, der (Gegenkiefer)	Bez. in der ZT für ein OK- bzw. UK-Modell, welches dem Arbeitsmodell gegenüberliegt
Gegenkiefer, der	▸ Gegenbiss
Gel, das (Mehrz. Gels)	halbfeste Masse zur lokalen Anwendung als Arzneimittel
Gemination, die	Zahnverschmelzung; unvollständige Teilung eines Zahnkeims
Gen, das	Erbfaktor in den ▸ Chromosomen
generalisiert	über den ganzen Körper verteilt
Genese, die	Entstehung, Entwicklung einer Erkrankung
genetisch (Subst. Genetik)	die Vererbung betreffend
Genitale, das (Mehrz. Genitalien)	Gesamtheit der männlichen oder weiblichen Geschlechtsorgane
Genotyp, der	die Merkmale, die durch die Erbanlagen gegeben sind
Genu, das	1) Knie, 2) knieartige Biegung; Knick
genuin	angeboren, erblich, ursprünglich
Geriatrie, die	Altersheilkunde; Lehre von den Krankheiten älterer Menschen, z. B. geriatrische Zahnmedizin
Germ, der (engl. tooth germ)	▸ Zahnkeim
Germektomie, die	operative Entfernung eines Zahnkeims
Gerontologie, die	Altersforschung; Lehre, die sich mit den körperlichen, psychischen und sozialen Vorgängen des Alterns beschäftigt

Begriff	Erklärung
Geschiebe, das	Verbindungselement; 1) bei einer ▸ geteilten Brücke, 2) zur Befestigung einer Teilprothese unten
Gesichtsbogen, der	1) Übertragungsbogen, zum schädelbezüglichen Einartikulieren des OK-Modells, 2) ▸ Headgear
Gesichtsschmerz, der	▸ Trigeminusneuralgie
gesteuerte Geweberegeneration, die (GTR; engl. **g**uided **t**issue **r**egeneration)	operative Technik, v. a. in der Parodontologie: bessere Knochenheilung durch Hemmung schnell wachsender Epithel- und Bindegewebszellen durch Membranen
geteilte Brücke, die	Brücke bei disparallelen Brückenpfeilern; die Pfeiler der Brücke werden getrennt eingesetzt und durch ein Geschiebe verbunden 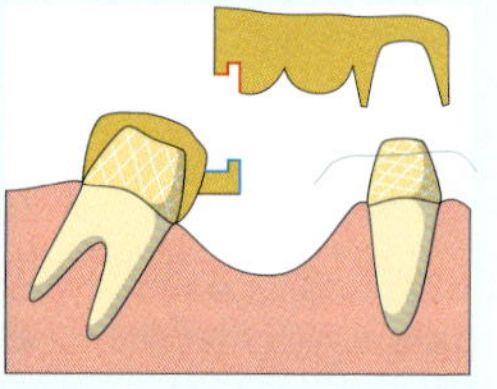
Gewebe, das	Ansammlung von Zellen mit gemeinsamer Aufgabe und gleichem Bau, z. B. 1) Epithel-, 2) Binde-, 3) Muskel-, 4) Nervengewebe
Gingiva, die (engl. gums, gingiva)	Zahnfleisch; Einteilung: 1) ▸ G. propria, 2) ▸ G. marginalis
Gingivaatrophie, die (engl. gingival atrophy)	Zahnfleischschwund
Gingivaformer, der	auf ein Implantat aufschraubbarer Aufsatz zur Gestaltung einer zur späteren Versorgung passenden Gingiva
Gingivahyperplasie, die	primär entzündungsfreie Zahnfleischwucherung, z. B. durch Einnahme bestimmter Medikamente
Gingiva marginalis, die (marginale Gingiva; freie Gingiva)	bewegliches Zahnfleisch, das den Zähnen am Zahnhals girlandenförmig anliegt; ca. 1–2 mm breit; bildet die Interdentalpapille S. 98

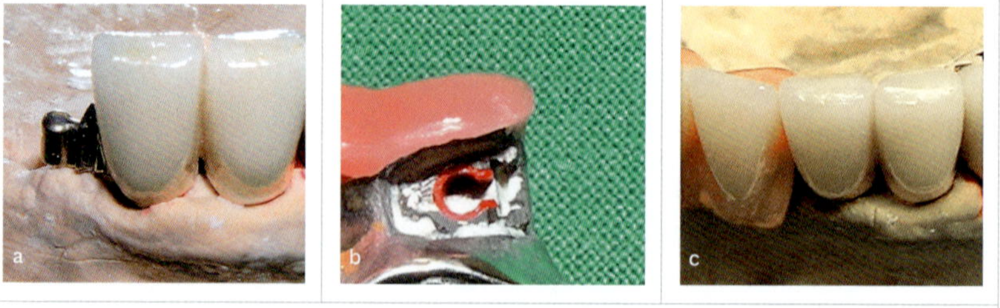

Geschiebe:
a) Zwei verblockte Kronen mit einer Geschiebepatrize. Sie werden später fest im Mund einzementiert.
b) Geschiebematrize aus Kunststoff (von unten). Sie kann bei Bedarf ausgetauscht werden.
c) Geschiebematrize auf einem Modell auf die Geschiebepatrize aufgesetzt.

Begriff	Erklärung
Gingiva propria, die (engl. attached gingiva; befestigte Gingiva)	Zahnfleisch, welches mit dem Alveolarknochen unverschiebbar verwachsen ist; hat getüpfelte Oberfläche S. 98
gingival	zum Zahnfleisch gehörend; das Zahnfleisch betreffend
gingivale Lagerung, die	Abstützung des ZE auf dem Zahnfleisch, z. B. bei einer Totalprothese S. 13
Gingivalsaum, der	Übergang der Gingiva marginalis in die Gingiva propria
Gingivektomie, die	chirurg. Abtragung des Zahnfleisches, z. B. bei einer Parodontitis marginalis
Gingivitis, die (engl. gum inflammation, gingivitis)	Entzündung des Zahnfleisches durch unterschiedliche Ursachen; Symptome: 1) Rötung, 2) Schwellung, 3) Blutung, 4) Sulcus fluid, 5) Pseudotaschen
Gingivoplastik, die (engl. gingivoplasty)	chirurg. Gestaltung des Zahnfleisches
Gips, der	wichtiger Rohstoff zur Herstellung von Dentalgipsen, z. B. Modellherstellung in der ZT
GIZ	▸ **G**las**i**onomer**z**ement
Glabella, die	unbehaarte Stelle zwischen den Augenbrauen; Stelle zur Anlage des Gesichtsbogens
Glandula, die (Mehrz. Glandulae)	Drüse; Organ, das Sekrete produziert und nach außen oder innen abgibt
Glandula parotidea, die (kurz Parotis)	Ohrspeicheldrüse; liegt paarig vor; Produktion von serösem Speichel S. 115
Glandula sublingualis, die	Unterzungenspeicheldrüse; liegt paarig vor; Produktion von serösem und mukösem Speichel S. 115
Glandula submandibularis, die	Unterkieferspeicheldrüse; liegt paarig vor; Produktion von serösem und mukösem Speichel S. 115
Glanzbrand, der	letzter Brand bei zahntechnischen keramischen Arbeiten
Glasionomerzement, der (GIZ)	Zement, v. a. für Füllungen, aber auch zum Zementieren von ZE; Pulver aus fluorid- und aluminiumreichem Silikatglas wird mit einer Polykarbonsäure vermischt und härtet aus
Glaskeramik, die	mineralische Massen, liegen im geschmolzenen Zustand als Glas vor; werden meist als Presskeramik eingesetzt
Glattflächen	vestibuläre und orale Flächen der Zähne
Globulin, das	Eiweißkörper; in Zellen und Körperflüssigkeiten vorkommend
Glomerulus, der	Gefäßknäuel
Glossa, die (griech.)	Zunge; ▸ Lingua S. 9
Glossodynie, die	Zungenbrennen
Glottis, die	stimmbildender Teil des Kehlkopfes

Begriff	Erklärung
Glukagon, das	v. a. bei Unterzucker ausgeschüttetes Hormon der Bauchspeicheldrüse zur Blutzuckererhöhung; Ggs. Insulin
Glukose, die (Dextrose)	Traubenzucker; gehört zu Einfachzuckern
Glykogen, das	Speicherform von Traubenzucker, v. a. in der Leber und in Muskeln vorkommend
Glykolyse, die	Abbau von Traubenzucker zur Milchsäure; zur Energiegewinnung im Körper
Gnathion, das	der am weitesten vorstehende Punkt des UK-Randes in der Sagittalebene; Bestimmung mittels ▸ FRS
Gnathologie, die	Lehre von der Funktion des Kauorgans
Goldhämmerfüllung, die	ältere Technik, bei der kleinere Kavitäten mit Blattgold aufgefüllt werden
Goldstandard, der	beste und zuverlässigste Therapiemethode
Gonaden	1) Geschlechtsdrüsen; Hoden, Eierstöcke, 2) embryonale Keimzellen
Gonadendosis, die	von den Geschlechtsdrüsen aufgenommene Menge, z. B. von Röntgenstrahlen
Gonion, das	der am weitesten außen, unten und hinten liegende Punkt am UK-Winkel; Bestimmung mittels ▸ FRS
Gracey-Kürette, die	mechanisches Handinstrument zur Kürettage bei der PA-Behandlung S. 81
Grading, das	die Geschwindigkeit, mit der eine Erkrankung voranschreitet
Graft, das	Bez. für ein Transplantat
Gram-Färbung, die	Methode zur Anfärbung von Bakterien; gibt Aufschluss über die Zellwandstruktur der Bakterien; ▸ Gramverhalten
Gramverhalten, das	Einteilung der Bakterien nach der ▸ Gram-Färbung; 1) gramnegativ: kein Färbeverhalten, 2) grampositiv: lassen sich anfärben
Granulat, das	körniges Pulver
Granulationsgewebe, das	blutreiches, körniges Bindegewebe, das sich z. B. durch entzündliche Reize bildet
Granulom, das	knötchenförmige Neubildung aus ▸ Granulationsgewebe, v. a. auf chronisch entzündliche Reize hin; ZHK: v. a. apikales Granulom
Granulozyt, der	weißes Blutkörperchen mit anfärbbaren Körnchen im Zellplasma; zur Immunabwehr
Gravidität, die	Schwangerschaft
Gray, das (Einheit Gy)	Einheit der Energiedosis
Grübchen	rundliche Vertiefungen auf der Kaufläche unterer Prämolaren anstelle von Fissuren

Begriff	Erklärung
Grundimmunisierung, die	Aufbau eines langjährigen Impfschutzes
Grünholzfraktur, die	unvollständiger Knochenbruch, Knochenhaut hält die Fragmente zusammen, v. a. bei Kindern
Gruppenführung, die	bei der Seitwärtsbewegung des UK haben die Front- und Seitenzähne von OK und UK der Arbeitsseite miteinander Kontakt
Gruppenprophylaxe, die	Zahnvorsorge für eine Gruppe von Menschen
GTR (engl. **g**uided **t**issue **r**egeneration)	▸ gesteuerte Geweberegeneration
Gussfüllung, die	▸ Inlay
Gustus, der	Geschmack
Guttapercha, die	kautschukähnliches Produkt aus dem Milchsaft tropischer Bäume; ZHK: v. a. Einsatz bei Wurzelkanalfüllungen 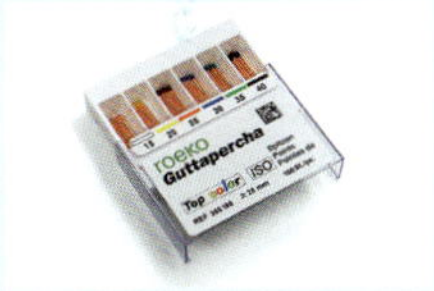 *Guttaperchastifte*

H_2O_2	▸ Wasserstoffperoxid
Habit, das	Angewohnheit; ZHK: ungünstige Angewohnheiten, wie z. B. Daumenlutschen
habituell	gewöhnlich, z. B. habituelle Okklusion
Haderup-Zahnschema, das	Zahnschema zur Kennzeichnung der Zähne 👁 unten
Haftmittel, das	1) zur Erhöhung des Haltes von herausnehmbarem ZE, z. B. durch Haftcremes, 2) Haftvermittler; ▸ Adhäsiv
Halbwinkeltechnik, die	Röntgentechnik bei intraoralen Aufnahmen, wenn der Zahnfilm nicht parallel zur Zahnachse eingelegt werden kann 👁 unten

Bleibende Zähne — Oberkiefer

8+ 7+ 6+ 5+ 4+ 3+ 2+ 1+ +1 +2 +3 +4 +5 +6 +7 +8

8– 7– 6– 5– 4– 3– 2– 1– –1 –2 –3 –4 –5 –6 –7 –8

rechts — Unterkiefer — links

Milchgebiss — Oberkiefer

05+ 04+ 03+ 02+ 01+ +01 +02 +03 +04 +05

05– 04– 03– 02– 01– –01 –02 –03 –04 –05

rechts — Unterkiefer — links

Beispiel: +03 = Milcheckzahn, oben links

Zahnschema nach Haderup

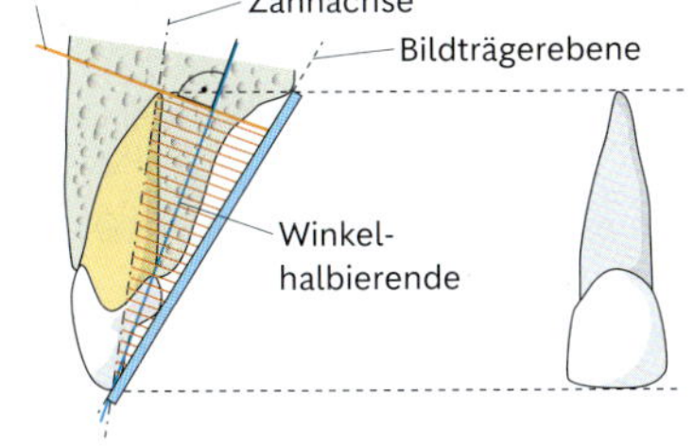

Halbwinkeltechnik

Begriff	Erklärung
Halitose, die (engl. bad breath)	Mundgeruch; Ursachen: 1) ▸ Foetor ex ore, 2) krankhafte Veränderungen in den oberen und unteren Atemwegen, 3) krankhafte Stoffwechselprodukte oder Verdauungserkrankungen
Halteelement, das	Konstruktionen der Teilprothetik, die einen herausnehmbaren ZE an den Restzähnen befestigen; dazu gehören: Klammern mit und ohne ▸ Abstützung, Teleskope, Geschiebe, Riegel und Stege
Hämangiom, das	Blutschwamm; gutartige Blutgefäßgeschwulst
Hämatokrit, der	prozentualer Volumenanteil der Blutkörperchen im Gesamtblut
Hämatom, das	Bluterguss; Ansammlung von Blut im Gewebe, z. B. ▸ Brillenhämatom
Hämoglobin, das	Farbstoff der roten Blutkörperchen; besteht aus eisenhaltigem Häm und dem Eiweiß Globin
Hämophilie, die	erbliche Blutgerinnungsstörung, überwiegend bei Männern vorkommend
Hämorrhagie, die	starke Blutung aus einem Blutgefäß in das Gewebe oder an Körperflächen
Hämostase, die	Blutgerinnung, Blutstillung
Hämostyptikum, das	blutstillendes Mittel
Hämozyt, der	▸ Blutkörperchen
Händedesinfektion, die (engl. hands disinfection)	Reduzierung der Keimzahlen auf der Handoberfläche mithilfe von Desinfektionsmitteln; Einteilung: 1) chirurgische H., 2) hygienische H.
Handinstrumente	unterschiedliche Werkzeuge, die im Ggs. zu den rotierenden Instrumenten alleine durch die Hand des/der ZA/ZÄ eingesetzt werden
Handröntgenaufnahme, die	Röntgenaufnahme der Hand, v. a. in der KFO zur Wachstumsanalyse und Altersbestimmung 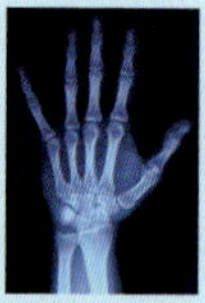
Handstück, das	gerades Übertragungsinstrument; Einsatz v. a. zu zahntechnischen Arbeiten oder in der Chirurgie
Haut, die	den Körper bedeckendes Organ mit der größten Oberfläche; Aufbau: 1) Kutis mit Epidermis und Korium, 2) Subkutis
Headgear, der (Gesichtsbogen)	Kopfgestell in der KFO
Heatless-Stein, der	Schleifkörper zum hitzeabgeschwächten Beschleifen von Metallen, Keramik und Kunststoff
heavy body (engl.)	hochviskös; Bez. für ein zäh fließendes Abformmaterial

Begriff	Erklärung
Hebel, der (engl. elevator)	Instrument zur Lockerung und Extraktion eines Zahnes oder Wurzelrestes, z. B. Hebel nach Bein, Flohr, Barry ⊙ unten
Hedström-Feile, die	Instrument zur Wurzelkanalaufbereitung 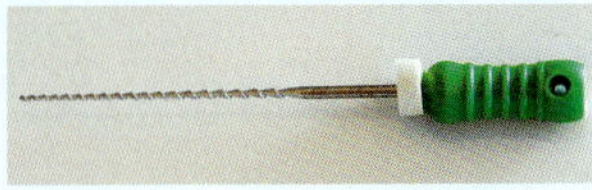
Heidemannspatel, der	doppel-, flachendiges Handinstrument, v. a. für die Füllungstherapie
Heilanästhesie, die	lokale Betäubung bestimmter Körperregionen durch Injektion eines Anästhetikums zur Schmerzlinderung
Helferzelle, die	Leukozyt, der an der Bildung von Antikörpern beteiligt ist
Helicobacter pylori, der	Bakterienstamm, welcher Magenentzündung oder Zwölffingerdarmgeschwüre auslösen kann
Helix, die	Spirale; ZHK: Prozessindikator in Form eines aufgewickelten Röhrchens zur Kontrolle des Sterilisationsvorganges
Hemisektion, die (griech. hemi = halb; lat. secare = schneiden)	Trennung eines Zahnes und Entfernung einer krankhaft veränderten Wurzel zum Erhalt einer bzw. mehrerer Wurzeln bei einem mehrwurzeligen Zahn; vgl. ▸ Prämolarisierung ⊙ unten
Hemisphäre, die	Gehirnhälfte
Hepar, das	Leber; größte Drüse des menschlichen Körpers ⊙ S. 37
Heparin, das	Stoff, der die Blutgerinnung verzögert
Hepatitis, die	Leberentzündung; kann durch Viren verursacht werden; Einteilung viraler Hepatitiden: 1) Hepatitis A, 2) ▸ Hepatitis B, 3) ▸ Hepatitis C

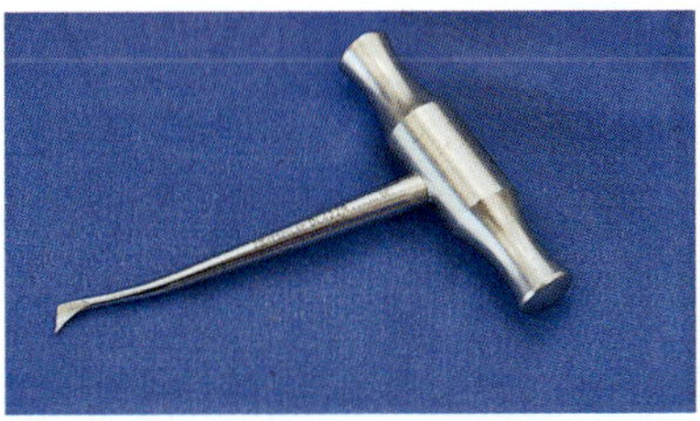

Krallenhebel nach Barry

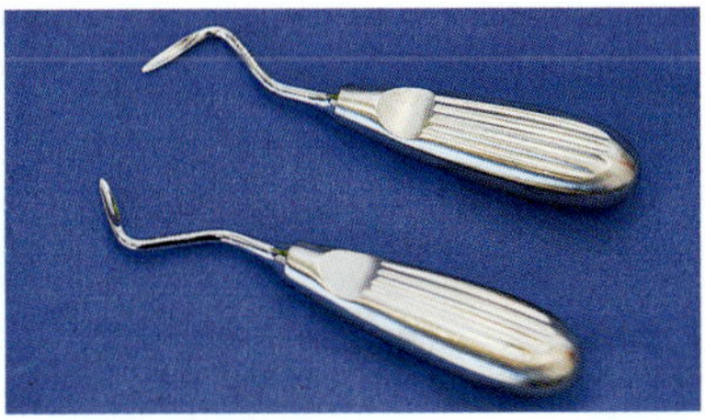

Bajonetthebel nach Flohr

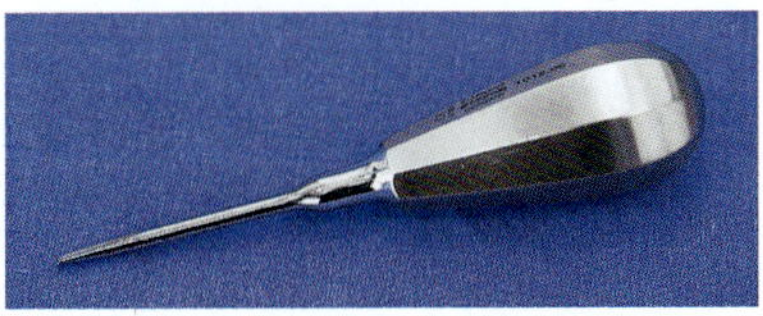

Hohlmeißelhebel nach Bein

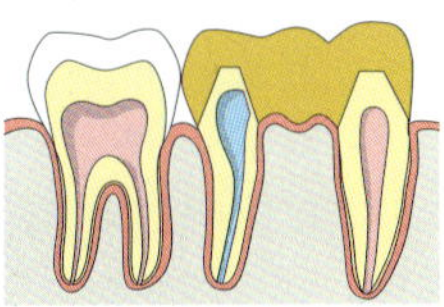

Hemisektion: Abschlusssituation

A B C D E F G H I J K L M N O P Q R S T U V W X Y Z

Begriff	Erklärung
Hepatitis B, Hepatitis C, die	Leberentzündung, die durch Hepatitis-B- bzw. -C-Viren ausgelöst wird; große Ansteckungsgefahr in der ZHK, da die Viren v. a. durch Blut übertragen werden
herausnehmbarer Zahnersatz (engl. removal dental protheses)	ZE, welcher aus dem Mund genommen werden kann; Ggs. festsitzender ZE
Herbst-Apparatur, die	festsitzendes KFO-Behandlungsgerät zur Beseitigung von Distalbisslagen
Herderkrankung, die	▸ Fokalinfektion
hereditär	erblich, angeboren
Herpes, der	1) entzündliche Haut- und Schleimhauterkrankungen, Aussehen: kleine Bläschen, 2) kurz für ▸ Herpes simplex
Herpes labialis, der	▸ Herpes simplex
Herpes simplex, der (Herpes labialis)	Viruserkrankung mit Ausbildung von Bläschen, v. a. im Bereich der Lippen 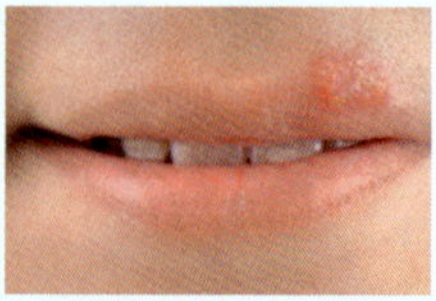
Hertz, das (Hz)	Einheit der Frequenz elektromagnetischer Wellen; Schwingungszahl pro Sekunde
Herzdruckmassage, die	Maßnahme zur Wiederbelebung bei Herzstillstand durch rhythmisches Komprimieren des Brustkorbs
Herzinfarkt, der	▸ Infarkt
Herzinsuffizienz, die	Herzschwäche; unzureichende Pumpleistung des Herzens
Herzklappen	vier Ventile im Herzen, welche den Blutstrom in die falsche Richtung verhindern S. 36
Herz-Kreislauf-System, das	Funktionseinheit von Herztätigkeit und Blutkreislauf
Herzschrittmacher, der	Gerät zur künstlichen Unterstützung der Herztätigkeit durch kleine Stromstöße
heterogen	verschiedenartig, ungleichmäßig; Ggs. homogen
hidden caries, die (engl.)	versteckte Karies; Dentinkaries, bei welcher der Zahnschmelz unauffällig aussieht
Hirtenstab, der	Instrument zur Entfernung von festsitzendem ZE
Histamin, das	Gewebshormon, das v. a. bei allergischen Reaktionen ausgeschüttet wird
Histologie, die	Lehre von dem Aufbau von Geweben des Körpers
histologisch	feingeweblich
HIV (engl. **h**uman **i**mmunodeficiency **v**irus; HI-Virus)	Virus, das ▸ AIDS auslöst; wird durch Körperflüssigkeiten wie Blut, Sperma oder Vaginalsekret übertragen; die ▸ Inkubationszeit kann mehrere Jahre andauern

Begriff	Erklärung
HNO	**H**als-**N**asen-**O**hren-Heilkunde
Höcker	Erhebungen auf der Kaufläche von Seitenzähnen
Hohlkehlpräparation, die (chamfer preparation)	Präparationsart mit einem größeren Substanzabtrag an der Präparationsgrenze zur Aufnahme einer Verblendkrone S. 104
homogen	gleichartig, gleichmäßig; Ggs. heterogen, inhomogen
homolog	gleichartig; ZHK: im Zusammenhang mit Knochenersatzmaterialien menschlichen Ursprungs Bez. homologer bzw. autologer Knochen
Homöopathie, die	Heilverfahren, bei dem Kranken Mittel in starker Verdünnung gegeben werden, welche in größeren Mengen beim Gesunden ähnliche Erscheinungen hervorrufen würden wie die zu behandelnde Krankheit
Homöostase, die	Gleichgewicht der physiologischen Körperfunktionen durch innere Regelsysteme, z. B. Blutdruck, Körpertemperatur
horizontal	waagerecht; Ggs. vertikal S. 12
Hormone (Einz. das Hormon)	körpereigene Substanzen, die über die Blutbahn ihre Erfolgsorgane erreichen und deren Stoffwechsel beeinflussen
humoral	die Körperflüssigkeiten betreffend
Hybrid, das	Mischung aus zweierlei Herkunft; ZHK: z. B. Hybridkomposit aus Mikro- und Makrofüllern
Hydantoinhyperplasie, die	Zahnfleischwucherung durch die Einnahme von Hydantoin-Medikamenten gegen Epilepsie
Hydrokolloid, das	reversibel-elastisches ▸ Abformmaterial auf Agar-Agar- oder Alginatbasis zur Abformung von präparierten Zähnen
hydrophil	Wasser liebend; Ggs. hydrophob
hydrophob	Wasser abweisend; Ggs. hydrophil
Hydroxylapatit, der	▸ Apatit
Hygiene, die (griech. hygieyos = gesund, heilsam; engl. hygiene)	Lehre von der Erhaltung und Förderung der Gesundheit
Hygienemaßnahmen (engl. hygiene measures)	alle chem. oder physikalischen Verfahren zur Erhaltung der Hygiene
Hygieneplan, der	spezifisch auf eine ZA-Praxis abgestimmte Arbeitsanweisung in Bezug auf die Hygiene
hygroskopisch	Wasser bzw. Feuchtigkeit anziehend
Hypästhesie, die	vermindertes Schmerzempfinden; Ggs. Hyperästhesie
Hyperämie, die	vermehrte Durchblutung
Hyperästhesie, die	gesteigertes Schmerzempfinden; Ggs. Hypästhesie
Hyperdontie, die	Zahnüberzahl; Ggs. Hypodontie

Begriff	Erklärung
Hyperglykämie, die	zu viel Zucker im Blut; Ggs. Hypoglykämie
Hyperplasie, die	Wucherung des Gewebes, z. B. Gingivahyperplasie
hypertensive Krise, die	massiver Blutdruckanstieg
Hyperthyreose, die	Schilddrüsenüberfunktion; führt zur Steigerung der Stoffwechselvorgänge; Ggs. Hypothyreose
Hypertonie, die	zu hoher Blutdruck; Ggs. Hypotonie
Hyperventilation, die	übermäßige Steigerung der Atmung; Ggs. Hypoventilation
Hyperventilationstetanie, die	durch Hechelatmung und der damit verbundenen gesteigerten Abatmung von Kohlendioxid verursachte Krämpfe, v. a. der Hände und Füße; Ursache meistens Angst
Hyperzementose, die	übermäßige Zementbildung an der Wurzelspitze eines Zahnes
Hypnose, die	schlafähnlicher Zustand, der durch ▸ Suggestion hervorgerufen wird
Hypnotikum, das (Mehrz. Hypnotika)	Schlafmittel
Hypodontie, die	das Fehlen einzelner Zähne; ein bis fünf Zähne; ▸ Oligodontie, ▸ Anodontie
Hypoglykämie, die	zu wenig Zucker im Blut; kann hypoglykämische Schockzustände auslösen; Ggs. Hyperglykämie
Hypophyse, die	Hirnanhangsdrüse; an der Hirnbasis gelegene Drüse, welche die Funktion der übrigen Hormondrüsen reguliert
Hypoplasie, die	unvollkommene Anlage; Unterentwicklung von Geweben oder Organen
Hyposensibilisierung, die	Verabreichung eines allergieauslösenden Stoffes, um den Körper dagegen unempfindlich zu machen
Hyposialie, die	verminderte Speichelsekretion
Hypothalamus, der	Teil des Zwischenhirns, der die ▸ Hypophyse steuert
Hypothyreose, die	Schilddrüsenunterfunktion; führt zur Verzögerung der Stoffwechselvorgänge; Ggs. Hyperthyreose
Hypotonie, die	zu niedriger Blutdruck; Ggs. Hypertonie
Hypoventilation, die	übermäßige Verringerung der Atmung; Ggs. Hyperventilation
Hypoxie, die	Sauerstoffmangel
iatrogen	durch ärztliche Einwirkung verursacht
i. c.	▸ **i**ntra**k**utan
idiopatisch	unabhängig bzw. von selbst entstandene Krankheit
IfSG	**I**n**f**ektions**s**chutz**g**esetz

Begriff	Erklärung
Ikterus, der	Gelbsucht; Gelbfärbung der Haut und Skleren, v. a. bei Lebererkrankungen
Ileum, das	Krummdarm; unterer Abschnitt des Dünndarms; geht in den Dickdarm über S. 37
i. m.	▸ **i**ntra**m**uskulär
imaginär	scheinbar, nur in der Vorstellung vorhanden
Immediatprothese, die	Sofortprothese; wird vor einer Zahnextraktion hergestellt; durch eine Unterfütterung nach der Wundheilung wird sie zur definitiven Prothese; vgl. ▸ Interimsprothese
Immobilisation, die	Ruhigstellung, z. B. von einem Gelenk
Immunglobulin, das	▸ Antikörper
Immunisierung, die	Impfung zum Schutz vor gefährlichen Krankheitserregern; Einteilung: 1) aktive I.: der Körper bildet selbst Antikörper, 2) passive I.: dem Körper werden Antikörper zugeführt
Immunität, die	angeborene oder erworbene Unempfindlichkeit gegen bestimmte Krankheitserreger bzw. die von ihnen ausgelösten Erkrankungen
Immunreaktion, die	Bildung von ▸ Antikörpern gegen Stoffe, die vom Körper als fremd erkannt werden
Immunsuppression, die	Unterdrückung der ▸ Immunreaktion, v. a. durch Medikamente nach Transplantation
Immunsystem, das	alle Organe des Körpers, die an der Abwehr körperfremder Substanzen beteiligt sind
impaktiert (engl. impacted)	eingeklemmt, eingekeilt; ZHK: Zähne, die nicht durchbrechen können
Implantat, das (engl. implant)	in Körpergewebe eingepflanztes körpereigenes oder körperfremdes Material; ZHK: v. a. schraubenähnliche Körper zum Ersatz eines Zahnes unten

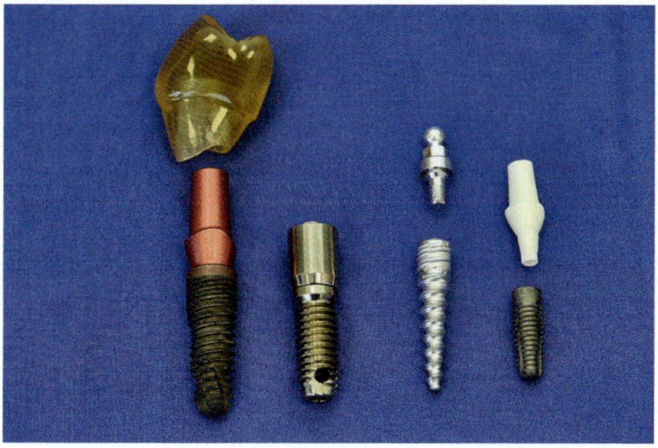

Unterschiedliche Formen von Implantaten

A B C D E F G H I J K L M N O P Q R S T U V W X Y Z

Begriff	Erklärung
Implantation, die	Einbringen körpereigenen oder körperfremden Materials in den Körper
Implantologie, die	Lehre von der ▸ Implantation und den ▸ Implantaten
inadäquat	nicht passend, unangemessen
inaktiv	unwirksam, ruhend
in situ (lat.)	in natürlicher Lage; in Bezug z. B. auf ein Organ im Organismus
in vitro (lat.)	im Reagenzglas durchgeführt; Ggs. in vivo
in vivo (lat.)	am lebenden Organismus durchgeführt; Ggs. in vitro
Incisivus, der	▸ Inzisivus
Index, der (Mehrz. Indizes)	Anzeiger, Kennzeichen; ZHK: Kenngrößen zur Darstellung, z. B. der Mundhygiene; bspw. ▸ API, ▸ Sulkus-Blutungsindex, ▸ Papillen-Blutungsindex
Indikation, die (lat. indicatio = Anzeige)	Heilanzeige; Grund zur Anwendung einer bestimmten Heilmethode oder eines Eingriffs; Ggs. Kontraindikation
Indikator, der	chem. Substanz, die einen Zustand oder eine Reaktion anzeigt, z. B. pH-Indikator
indirekte Überkappung, die	Überdeckung einer pulpanahen Kavität mit einem Medikament, bevor eine Unterfüllung und Füllung gelegt wird S. 69
Individualprophylaxe, die (IP; engl. indiviual prophylaxis)	Karies vorbeugende Maßnahmen, die den einzelnen Menschen betreffen
individueller Löffel	▸ Abformlöffel
indiziert	angezeigt, erforderlich; Ggs. kontraindiziert
indolent	nicht schmerzhaft, gegenüber Schmerzen unempfindlich
Infarkt, der	Absterben von Geweben oder Organen; Ursache: Arterienverschluss, Unterbrechung der Blutzufuhr, z. B. Herzinfarkt
infaust	ungünstig, z. B. in Bezug auf den Verlauf einer Erkrankung
Infektion, die (Infekt)	Übertragung, Eindringen von Keimen in den Körper bzw. Ansiedelung auf Haut oder Schleimhaut
Infektionskrankheit, die	Krankheiten, die durch Infektion entstehen
infektiös	ansteckend
inferior	unten, unterhalb liegend; Ggs. superior
Infiltrat, das	in das Körpergewebe eingedrungene oder eingebrachte Substanz, z. B. entzündliche Flüssigkeit
Infiltrationsanästhesie, die (engl. infiltration anesthesia; Terminalanästhesie)	Lokalanästhesie, bei der das Anästhetikum unter die Haut oder in einen Muskel um das zu betäubende Gebiet gespritzt wird; Betäubung der Endverzweigungen eines Nervs S. 70
infiltrieren	eindringen

Begriff	Erklärung
infizieren	anstecken
Inflammation, die	▸ Entzündung
Influenza, die	Virusgrippe
Infraokklusion, die	Zahnfehlstellung, bei der einzelne oder mehrere Zähne nicht die Okklusionsebene erreichen
infraorbital	unterhalb der Augenhöhle gelegen; Ggs. supraorbital
Infrarot, das	Frequenzbereich der elektromagnetischen Wellen unterhalb des sichtbaren Lichts; Einsatz zur Wärmetherapie
Infrawölbung, die	Bezirk einer Zahnkrone, der unter ihrem breitesten Umfang liegt
Infusion, die	Verabreichung größerer Mengen an Flüssigkeiten in eine Vene
Inhalation, die	Aufnahme von Gasen, Dämpfen oder Aerosolen in die Atemwege
Inhibition, die	Hemmung bzw. Unterdrückung der spezifischen Wirkung eines Stoffes
inhomogen	ungleichmäßig; Ggs. homogen
initial	anfänglich, beginnend
Initialbehandlung, die	Vorbehandlungen vor der eigentlichen Parodontaltherapie, z. B. PZR, Mundhygieneaufklärung, Beseitigung von Risikofaktoren, Füllungstherapie
Initialkaries, die (engl. white spot; Initialläsion)	Kreidefleck; erstes Kariesstadium; weißlich aussehende Demineralisation des Schmelzes mit intakter Oberfläche; reversibel S. 34

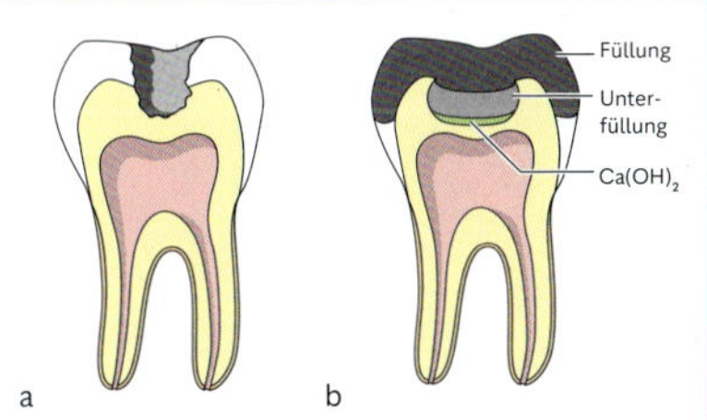

Indirekte Pulpaüberkappung:
a) Ausgangssituation; b) Endzustand

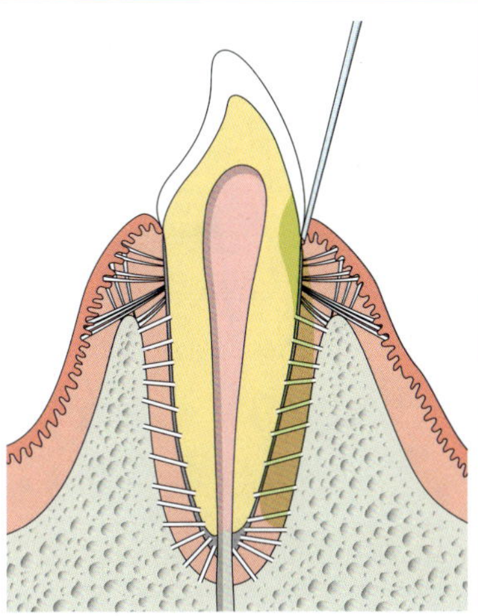

Intraligamentäre Anästhesie

Begriff	Erklärung
Initialläsion, die	▸ Initialkaries
Injektion, die (Verb injizieren)	Einspritzung; Einteilung: 1) intravenös, 2) subkutan, 3) intramuskulär
Inklination, die	ZHK: Neigung oder Kippung der Zahnachse
inkompatibel	unverträglich; Ggs. kompatibel
Inkubationszeit, die	Zeitraum vom Eindringen von Krankheitserregern in den Körper bis zum Ausbruch einer Krankheit
inkurabel	unheilbar; Ggs. kurabel
Inlay, das (Gussfüllung)	Einlagefüllung aus Metall oder Keramik, welche innerhalb der Kaufläche liegt
Inlaybrücke, die	Brücke mit Inlays als ▸ Brückenanker
Innenbogen, der	lingual oder palatinal an den Zähnen befestigter Draht im Rahmen einer KFO-Behandlung
Innenkonus, der	▸ Primärteil
Innenteleskop, das	▸ Primärteil
Innervation, die	nervöse Versorgung eines Organs oder Körpergebietes
inoperabel	nicht operierbar; Ggs operabel
INR (**i**nternational **n**ormalized **r**atio)	Blutgerinnungstest; 1,0 = Norm, 2,0 bis 3,0 = bei niedrig dosierter und 3,0 bis 4,5 = bei hoch dosierter gerinnungshemmender Behandlung (Marcumar®)
Insertion, die	1) Ansatzstelle eines Muskels bzw. der Muskelsehne am Knochen, 2) Hineinpflanzen; ZHK: Setzen eines Implantates
Inspektion, die	äußerliche Untersuchung einer/eines Pat. durch Betrachten

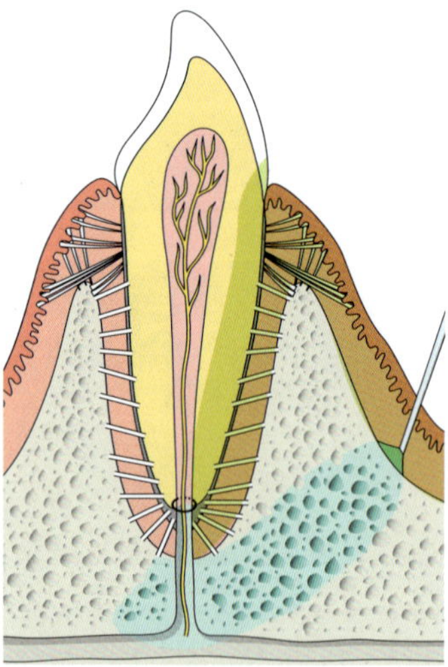

Infiltrationsanästhesie

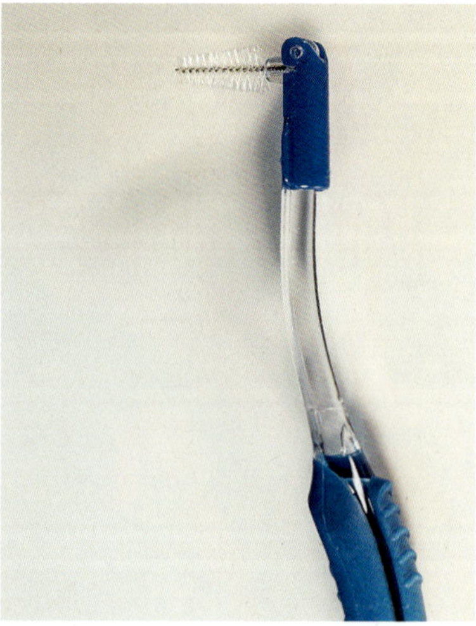

Interdentalbürstchen

Begriff	Erklärung
Inspiration, die	Einatmung; Ggs. Exspiration
Instrumenten-desinfektion, die	hygienische Aufbereitung von Behandlungsinstrumenten
instrumentieren	dem/der Arzt/Ärztin Werkzeuge, Ausrüstung oder Geräte für die Behandlung bereitlegen
Insuffizienz, die	Funktionsschwäche bzw. ungenügende Arbeitsleistung eines Organs
Insulin, das	Hormon der Bauchspeicheldrüse; führt zur Blutzuckersenkung durch Glykogenaufbau; Ggs. Glukagon
intakt	unversehrt, unverletzt
Intensität, die	Stärke, Heftigkeit
Interaktion, die	gegenseitige Beeinflussung, z. B. von Arzneimitteln
interdental (approximal)	zwischen den Zähnen liegend
Interdentalbürstchen, das (engl. interdental brush)	Zahnzwischenraumbürste; Mundhygieneinstrument zur Reinigung der Zahnzwischenräume S. 70
Interdentalholz, das	med. Zahnstocher zur Reinigung der Zahnzwischenräume 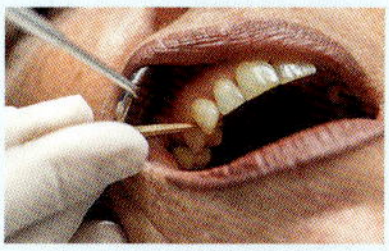
Interdentalkaries, die	▸ Approximalkaries
Interdentalkeil, der (engl. interproximal wedge)	Stift aus Holz oder Kunststoff zum Halt eines Matrizenbandes im Zahnzwischenraum oder zum Separieren von Zähnen
Interdentalpapille, die (engl. interdental papilla)	Zahnfleischerhöhung zwischen den Zähnen
Interdentalraum, der	▸ Approximalraum
Interdentalseptum, das	dünn auslaufender Knochen des Alveolarfortsatzes zwischen zwei benachbarten Zähnen
Interferon, das	Hemmstoff von Viren
interforaminal	ZHK: z. B. Setzen von Implantaten im UK zwischen dem rechten und linken Foramen mentale
Interimsprothese, die (engl. interim denture)	Übergangsprothese; wird vor oder nach einer Zahnextraktion hergestellt; Tragedauer: bis zum Abschluss der Wundheilung; vgl. ▸ Immediatprothese
interkostal	zwischen den Rippen
Interkostalmuskeln	Zwischenrippenmuskeln
Interkuspidation, die	Zusammenbiss der OK- und UK-Zähne unter maximalem Vielpunktkontakt

A B C D E F G H I J K L M N O P Q R S T U V W X Y Z

A B C D E F G H I J K L M N O P Q R S T U V W X Y Z

Begriff	Erklärung
intermaxillär	zwischen den Kiefern liegend
intermaxilläre Fixation, die	zeitweilige Befestigung der UK- an den OK-Zähnen durch Drähte oder Gummizüge, z. B. zur Ruhigstellung nach einem Kieferbruch
intermediär	dazwischenliegend; zeitlich oder räumlich
intermittierend	schubweise, mit Unterbrechung
Internist/-in, der/die	Facharzt/-ärztin für innere Erkrankungen
internus	innen; Ggs. externus
interradikulär	zwischen den Wurzeln
Interstitium, das	Zwischengewebe; Nerven- und Gefäße führendes Bindegewebe in Organen
Intervall, das	symptomfreie bzw. schmerzfreie Zwischenzeit im Verlauf einer Erkrankung
interzellulär (interzellular)	zwischen den Zellen liegend
Intestinum, das	Darm, Eingeweide
Intima, die	Abk. für Tunica intima; glatte innere Schicht der Blut- und Lymphgefäße
Intoleranz, die	Unverträglichkeit; Ggs. Toleranz
Intoxikation, die	Vergiftung
intraartikulär	in das Gelenk; Bez. v. a. bei Injektionen
intrakutan (i. c.)	in die Haut; Bez. v. a. bei Injektionen
intraligamentäre Anästhesie, die	Lokalanästhesie, Anästhetikum wird in den Parodontalspalt bzw. in das Desmodont injiziert; meist mit einem speziellen Spritzensystem S. 69
intramuskulär (i. m.)	in den Muskel; Bez. v. a. bei Injektionen
intraoperativ	während der Operation
intraoral	innerhalb des Mundes; Ggs. extraoral
intravenös (i. v.)	in die Vene; Bez. v. a. bei Injektionen
intrazellulär	innerhalb der Zelle; Ggs. extrazellulär
intrinsisch	von innen her, innerhalb; Ggs. extrinsisch
Intrusion, die	Bewegung des Zahnes in den Kiefer hinein, z. B. bei einem Zahnunfall; Ggs. Extrusion
Intubation, die	Einführen eines ▸ Tubus in die Luftröhre zum Beatmen einer/eines Pat., z. B. bei einer ▸ ITN
Intubationsnarkose, die	▸ ITN
invasiv	1) in das umgebende Gewebe wuchernd, v. a. bei bösartigen Tumorzellen, 2) in ein Organ eingreifend, z. B. aus diagnostischen Zwecken
Inversion, die	Umkehrung, Umstülpung, z. B. eines Organs

Begriff	Erklärung
Invisalign®	KFO-Behandlung mit durchsichtigen Tiefziehschienen statt der Multibandtechnik
inzisal	zur Schneidekante, an der Schneidekante S. 10
Inzision, die (Verb inzidieren)	Einschnitt, Spaltung, Eröffnung, v. a. eines Abszesses
Inzisivus, der (Mehrz. Inzisivi)	Schneidezahn; Abk. für ▸ Dens incisivus S. 11
Iod, das	chem. Element der Halogene
Ion, das	durch Abgabe oder Aufnahme von Elektronen positiv oder negativ geladenes Teilchen
Ionendosis, die	physikalische Einheit zur Messung ionisierender Strahlung; Einheit: Coulomb/kg
Ionisation, die	Umwandlung von Atomen oder Molekülen in einen elektrisch geladenen Zustand
IP	▸ **I**ndividual**p**rophylaxe
irreparabel	nicht heilbar, nicht wiederherstellbar; Ggs. reparabel
irreversibel	nicht umkehrbar; Ggs. reversibel
Irrigation, die	Ausspülung, Durchspülung; Irrigationswasser: wissenschaftliche Bez. für das zur Reinigung und Kühlung dienende Wasser in ZA-Geräten
Ischämie, die (Adj. ischämisch)	örtliche Blutleere; mangelnde Blutversorgung eines Organs oder Körpergewebes, v. a. durch thrombotischen, arteriellen Verschluss
ISO-Norm, die (**I**nternational **O**rganization for **S**tandardization)	europäische oder internationale Normierung, z. B. von Wurzelkanalinstrumenten
isotonisch	gleichen osmotischen Druck zweier Lösungen aufweisend, z. B. Blutserum entspricht einer 0,9 %igen Kochsalzlösung
Isthmus, der	Verengung, schmale Verbindung
ITN (**I**n**t**ubations**n**arkose)	▸ Narkose, bei der die/der Pat. mit einem ▸ Tubus beatmet wird
i. v.	**i**ntra**v**enös
Jacketkrone, die	▸ Mantelkrone
JArbSchG	**J**ugend**arb**eits**sch**utz**g**esetz; gilt v. a. bei minderjährigen Auszubildenden
Jejunum, das	Leerdarm; an den Zwölffingerdarm anschließender Teil des Dünndarmes S. 37
Jod, das	ältere Bez. für ▸ Iod
Joule, das (J)	neue Einheit der Wärmeenergie; früher: Kalorie
juvenil	jugendlich

Begriff	Erklärung
Kachexie, die (Adj. kachektisch)	Auszehrung, allgemeine Schwäche
KAI-Methode, die	Systematik beim Zähneputzen für Kinder; **K** = Kauflächen, **A** = Außenflächen, **I** = Innenflächen
Kallus, der	Gewebe zwischen Knochenbruchstücken; zur Frakturheilung nötig
Kalorie, die (cal.)	alte physikalische Einheit der Wärmeenergie
Kalzitonin, das	Hormon der Nebenschilddrüse; senkt den Kalziumspiegel im Blut; Ggs. Parathormon
Kalziumhydroxid, das (Calciumhydroxid, $Ca(OH)_2$)	basisches Medikament, z. B. zur Pulpaüberkappung; Wirkung: 1) bakterizid, 2) Förderung der Tertiärdentinbildung, 3) Neutralisation von Säuren S. 31; S. 69
Kanüle, die	1) Hohlnadel zur Injektion, 2) Röhrchen als Einlage in die Luftröhre nach einem Luftröhrenschnitt
kanzerogen (karzinogen)	krebserzeugend
Kapillare, die	Haargefäß, feinste Verzweigung, z. B. eines Blutgefäßes
Kardia, die	1) Mageneingang, 2) seltene Bez. für Herz
Karies, die (engl. caries)	Zahnfäule; Demineralisation der Zahnhartsubstanzen durch Säuren, die beim Kohlenhydratabbau von Bakterien entstehen; weist verschiedene Stadien auf unten; S. 34
Kariesdetektor, der	Farbstoff, welcher Karies anfärbt
Kariesexkavation, die	Entfernung von Karies
kariogen	Karies hervorrufend
karzinogen	▸ kanzerogen
Katalysator, der	Stoff, der eine Reaktion, z. B. Aushärtung eines Materials, beschleunigt, ohne dabei selbst verbraucht zu werden
Kathode, die	mit dem negativen Pol der Stromquelle verbundene Elektrode
Kation, das	positiv geladenes ▸ Ion; Ggs. Anion

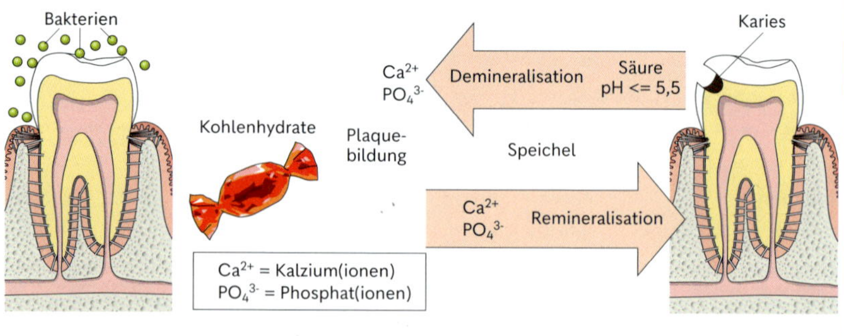

Kariesentstehung

Begriff	Erklärung
kaudal	in Richtung unteres Körperende
Kaufläche, die (engl. biting surface)	Teil des Zahnes; dient zur Zerkleinerung der Nahrung
Kaumuskeln	1) Mundschließer: ▸ M. masseter, ▸ M. temporalis, ▸ M. pterygoideus medialis, ▸ M. pterygoideus lateralis, 2) Mundöffner: ▸ M. digastricus, ▸ M. mylohyoideus, ▸ M. geniohyoideus S. 77; ▸ Tab. S. 133
kausal	ursächlich; die Ursache betreffend
Kauterisation, die	Gewebeabtragung durch Brenn- oder Ätzmittel, z. B. durch elektrischen Strom
Kavität, die (engl. cavity)	ZHK: präparierte Hohlform im Zahn, z. B. zur Aufnahme einer Füllung
keilförmiger Defekt	meist durch zu starken Putzdruck verursachter Zahnhartsubstanzverlust am Zahnhals
Kephalometrie, die (engl. cephalometry)	Vermessung des knöchernen Schädels, v. a. durch ein Röntgenbild in der KFO
Keramik, die (engl. ceramic)	nicht metallischer, ästhetischer und sehr gut verträglicher ZE-Werkstoff
Kernspintomografie, die	bildgebendes Verfahren, v. a. zur Darstellung von Weichteilen, mithilfe von Magnetfeldern
Kerr-Feile, die	Instrument zur Wurzelkanalaufbereitung
KFO	▸ **K**ie**f**er**o**rthopädie
Kieferanomalie, die	nicht natürliche Entwicklung der Kiefer, z. B. Progenie
Kiefergelenk, das (engl. temporomandibular joint; Articulatio temporomandibularis)	bewegliche Knochenverbindung zwischen der Schädelbasis und dem UK S. 76
Kiefergelenkaufnahme, die	extraorale Röntgentechnik zur Darstellung eines oder beider Kiefergelenke
Kiefergelenkgeräusche	Geräusche im Kiefergelenk beim Öffnen oder Schließen des UK; 1) Kiefergelenkknacken, 2) Kiefergelenkreiben
Kieferkamm, der	▸ Alveolarkamm
Kieferklemme, die	meist entzündlich bedingte Behinderung der Mundöffnung
Kieferkompression, die	Schmalkiefer
Kieferorthopädie, die (KFO; engl. orthodontics)	Fachgebiet der ZHK; Gebiete: Verhütung, Erkennung und Behandlung von Zahn- und Kieferfehlstellungen
Kieferrelationsbestimmung, die	▸ Bissnahme
Kiefersperre, die	Behinderung des Mundschlusses

Begriff	Erklärung
Kieferwinkel, der (Angulus mandibulae)	Übergang des UK-Körpers in den aufsteigenden Ast des UK
Kinderkrone, die	konfektionierte Krone zur Befestigung auf einem zerstörten Milchzahn
Klammer, die	einfachstes Verankerungselement einer Teilprothese oder Halteelement einer KFO-Platte; Einteilung: 1) gebogen, 2) gegossen
Klebebrücke, die	▸ Adhäsivbrücke
Knirschen, das	▸ Bruxismus
Knochen, der	Substanz, welche das Skelett bildet; besteht aus ▸ Apatit S. 79
Knochenbolzung, die	Technik zum Stoppen einer arteriellen Blutung aus einem Knochengefäß
Knochenersatz-materialien	künstlicher Knochen unterschiedlicher Herkunft zum Ersatz von Knochendefekten; Einteilung nach Herkunft: 1) ▸ alloplastisch, 2) ▸ autogen, 3) ▸ xenogen
Knopfsonde, die	längliche, stumpfe Sonde zum Ertasten, z. B. einer eröffneten Kieferhöhle (MAV)
Koagulation, die	Gerinnung, z. B. von Blut, Eiweiß
Koagulum, das	▸ Blutkoagulum
Kofferdam, der (Spanngummi)	Gummituch zur Isolation der zu behandelnden Zähne vom Rest der Mundhöhle; Anwendung: absolute ▸ Trockenlegung 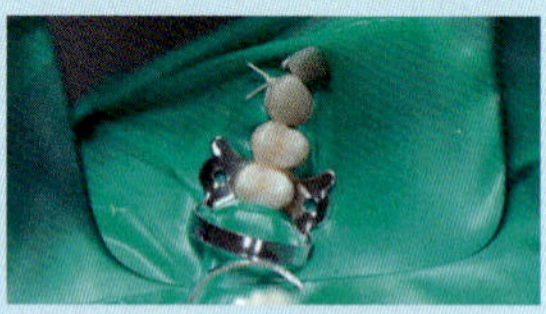
Kohlenhydrate	kariogene Nahrungsbestandteile; liefern dem Körper Energie; Einteilung: 1) Monosaccharide, 2) Disaccharide, 3) Polysaccharide

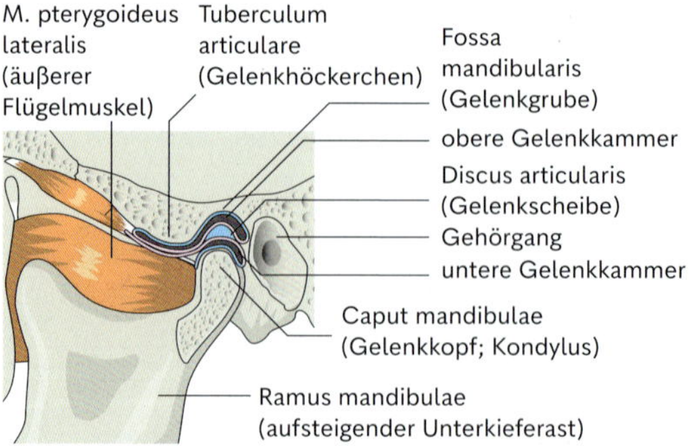

Kiefergelenk im Schnitt

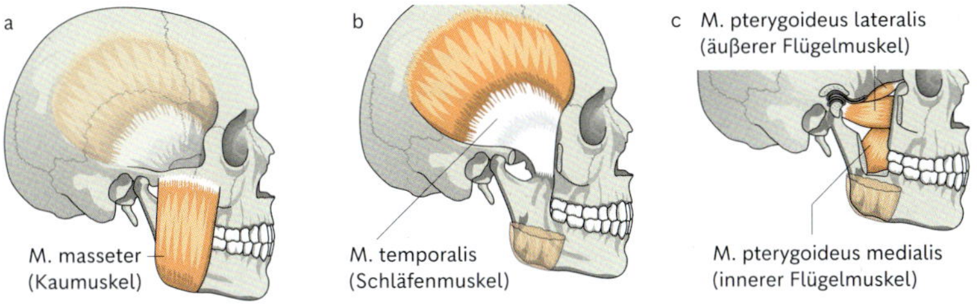

Kaumuskulatur:
a) M. masseter. b) Damit der M. temporalis dargestellt werden kann, wurden hier der M. masseter und der Jochbogen entfernt. c) Zur Darstellung der Flügelmuskeln wurden hier der obere Anteil des M. masseter, der Jochbogen, der M. temporalis und Teile des Unterkiefers entfernt.

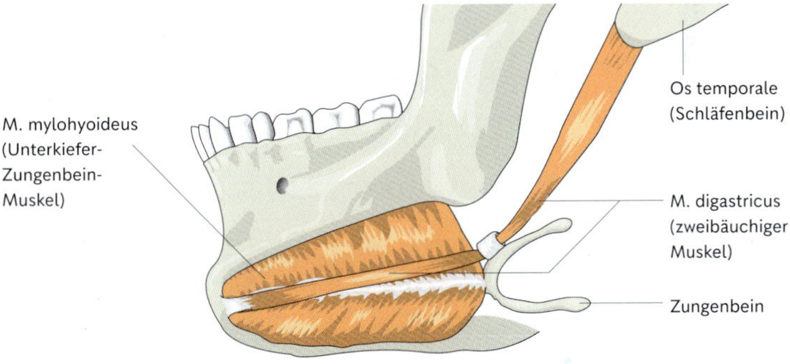

Mundbodenmuskulatur von seitlich unten

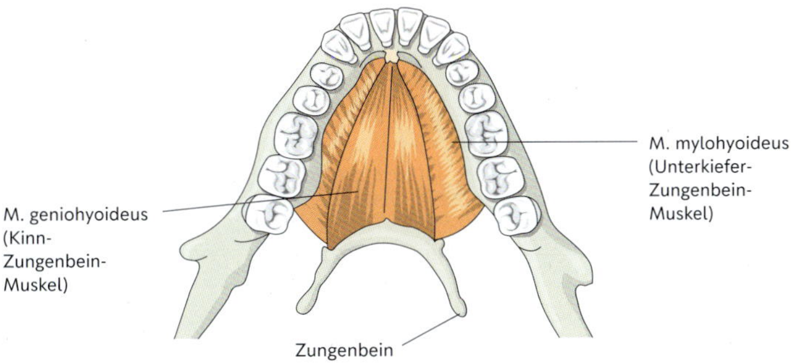

Mundbodenmuskulatur von oben

A B C D E F G H I J K L M N O P Q R S T U V W X Y Z

Begriff	Erklärung
Kokken, die	kugelförmige Bakterien, z. B. Streptococcus mutans S. 28
Kollagenfasern	Fasern aus Eiweiß, welche dem Bindegewebe, Knochen und Sehnen Stabilität verleihen
Kollaps, der	plötzliches Kreislaufversagen
kollateral	seitlich, auf der gleichen Seite, benachbart
Kollektivprophylaxe, die	Karies vorbeugende Maßnahmen für große Bevölkerungsteile
Kolon, das	Hauptteil des Dickdarms S. 37
Koma, das	Bewusstseinsstörung; die/der Pat. ist durch äußere Reize nicht mehr zu erwecken
Kombinationszahnersatz, der (kurz Kombi-Ersatz)	Verbindung eines festsitzenden ZE mit einem herausnehmbaren ZE
Kommotio, die	kurz für Commotio cerebri (Gehirnerschütterung)
Kompakta, die (Kortikalis)	dichte, feste äußere Schicht des Knochens S. 79
kompatibel	verträglich; Ggs. inkompatibel
Komplikation, die	nicht vorhersehbare Verschlechterung einer Erkrankung
Kompomere, das	zahnfarbenes plastisches Füllungsmaterial; Untergruppe der Komposite
Komposit, das (engl. composite)	zahnfarbenes, plastisches Füllungsmaterial; auch zum Zementieren von ZE
komprimieren (Subst. Kompression)	zusammendrücken
Kommunikation, die	Austausch von Informationen durch Mimik, Gestik, Sprache oder Schrift
Kondensation, die	Verdichtung, z. B. Amalgamkondensation
Konditionierung, die	ZHK: Anätzen der Zahnhartsubstanzen mit Säure bei der ▸ Adhäsivtechnik; Bildung von Mikroretentionen zum besseren Halt der Haftvermittler und dadurch des Komposites
Kondylus, der (lat. condylus, auch Caput madibulae)	Gelenkkopf, z. B. des UK S. 76; S. 87
konfektionierter Löffel	▸ Abformlöffel
Koniotomie, die	Schnitt am Kehlkopf als Notfalleingriff bei Erstickungsgefahr
Konjunktivitis, die	Bindehautentzündung
konkav	nach innen gewölbt; Ggs. konvex
Konkrement, das	fest haftende Ablagerung von Mineralsalzen, Blutbestandteilen, Bakterien auf der Wurzeloberfläche unterhalb des Zahnfleisches

Begriff	Erklärung
konservierende Zahnheilkunde, die	Zahnerhaltungskunde; Gebiete: Prophylaxe, Füllungstherapie, Endodontie, Parodontologie
Konsilium, das	Beratung mehrerer Ärzte und Ärztinnen über eine Erkrankung
Konsistenz, die	Festigkeit, z. B. eines Abformmaterials
Konstanzprüfung, die	in der Röntgenverordnung vorgeschriebene Überprüfung der Qualität von Röntgenbildern und der Röntgengeräte
Konstitution, die	körperliche Verfassung einer/eines Pat.
Konstriktion, die	Zusammenziehung, Verengung, z. B. apikale Konstriktion
Konsultation, die	ärztliche Beratung einer/eines Pat.
Kontaktinfektion, die	neuere Bez. für ▸ Schmierinfektion
Kontaktpunkt, der (Approximalkontakt)	kleinflächige approximale oder okklusale Berührungsstelle von Zähnen
Kontamination, die (Adj. kontaminiert)	Verunreinigung mit Keimen oder radioaktiven Stoffen
Kontraindikation, die (Adj. kontraindiziert)	Gegenanzeige; Gründe, welche eine Anwendung einer bestimmten Heilmethode oder eines Eingriffs verbieten; Ggs. Indikation
Kontraktion, die (Adj. kontraktil)	Zusammenziehen z. B. eines Muskels
kontralateral	auf der Gegenseite
Kontrastmittel, das (engl. contrast agent)	Flüssigkeit, welche nach Aufnahme Gewebe im Röntgenbild sichtbar macht
Kontrollbereich, der	Bereich von 1,5 m um das Röntgengerät; Personen, die sich hier aufhalten, können mit einer größeren Strahlendosis als 6 mSV/Jahr belastet werden S. 80
Kontusion, die	Quetschung, Prellung durch stumpfe Gewalteinwirkung

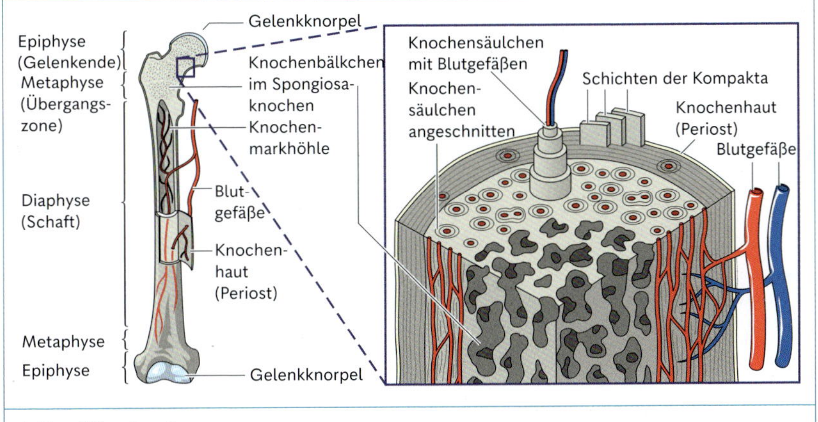

Aufbau Röhrenknochen

Begriff	Erklärung
Konus, der (Adj. konisch)	Kegel, Kegelform, z. B. bei ▸ Teleskop
konventionell	herkömmlich
Konvergenz, die	Zusammengehen; Ggs. Divergenz
konvex	nach außen gewölbt; Ggs. konkav
Kopfbiss, der	Biss, bei dem die Zähne beim Zusammenbiss mit den Schneidekanten bzw. Zahnhöckern aufeinanderstehen
Kopf-Kinn-Kappe, die	extraorales KFO-Behandlungsgerät zur Rückverlagerung des UK
Korium, das	Lederhaut; bindegewebiger Anteil der ▸ Haut mit Blutgefäßen, Nerven, Schweißdrüsen und Haarfollikeln
koronal	an der Zahnkrone
Koronararterien	Herzkranzarterien; versorgen den Herzmuskel
Korrekturabformung, die	Abformart zur Abformung von präparierten Zähnen; Ablauf: 1) Abformung mit einem knetbaren bzw. zähfließenden ▸ Abformmaterial, 2) Korrektur der Erstabformung mit dünnflüssiger Abformmasse; zweizeitige-zweiphasige Abformung
Korrosion, die (Verb korrodieren)	Rosten; chem. Zerstörung eines metallischen Werkstoffs
Kortex, der	Rinde; Bez. für die äußerste Schicht eines Organs, v. a. des Gehirns
Kortikalis, die	▸ Kompakta S. 79
Kortison, das (Cortison)	Hormon der Nebennierenrinde; wirkt als Arzneimittel v. a. entzündungshemmend
Korund, der	Mineral, v. a. aus Aluminiumoxid; ZHK: Einsatz als Schleif- und Poliermittel
kranial	kopfwärts; zum Kopf gehörend
Kreidezähne	ugs. für Molaren-Inzisiven-Hypomineralisation, ▸ MIH
Kreislauf, der	▸ Blutkreislauf

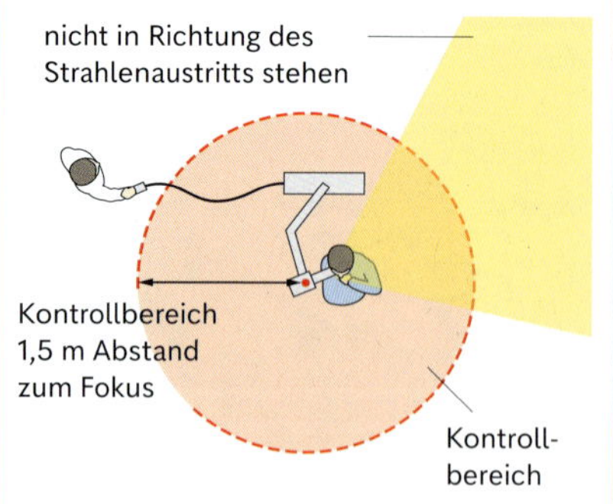

Kontrollbereich

Begriff	Erklärung
Kreuzbiss, der	umgekehrte Verzahnung, z. B. frontaler Kreuzbiss: mind. ein UK-Frontzahn liegt beim Zusammenbiss vor einem OK-Frontzahn
Krone, die (engl. crown)	1) oberhalb der Wurzel liegender Teil des Zahnes, 2) festsitzender ZE; technische Ausführungen: Vollgusskrone, Verblendkrone, Mantelkrone
Kronenflucht, die	bei UK-Zähnen: die Kronenachse ist im Vergleich zur Wurzelachse nach lingual geneigt S. 129
Kronenrand, der	Ende einer prothetischen Zahnkrone am Übergang zum Zahn
Krümmungsmerkmal, das	Zahnmerkmal: vestibuläre Fläche von oben gesehen ist mesial stärker gekrümmt als distal S. 129
Kugelkopfanker, der	druckknopfähnliches Befestigungselement, z. B. Totalprothesen auf Implantaten
kurabel	heilbar; Ggs. inkurabel
Kürettage, die (engl. deep scaling; Verb kürettieren)	Ausschabung; ZHK: Entfernung des auf der Zahnwurzel liegenden Biofilms und der Konkremente bei der PA-Therapie; 1) offene K., 2) geschlossene K. unten
Kürette, die (engl. curette)	Handinstrument zur Kürettage unten
Kurzwellen	elektromagnetische Wellen; werden zur Bestrahlung eingesetzt
Kutis, die (Cutis)	äußere Haut des Menschen; besteht aus ▸ Epidermis und ▸ Korium
Küvette, die	in der ZT verwendetes zweiteiliges Gefäß, z. B. zur Herstellung einer Totalprothese
KZV	**K**assen**z**ahnärztliche **V**ereinigung

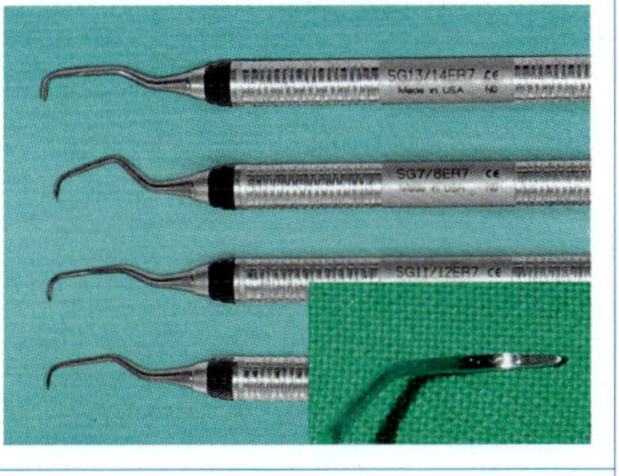

Gracey-Küretten

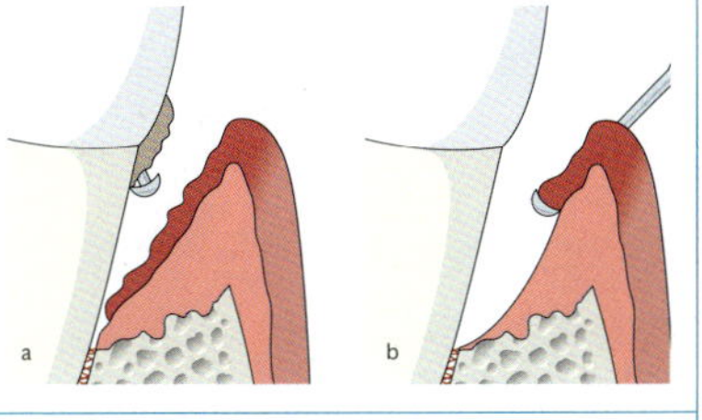

Geschlossene Kürettage:
a) Glätten der Wurzeloberfläche (Root Planing);
b) Entfernung von entzündetem Taschengewebe (Weichgewebskürettage)

A B C D E F G H I J K L M N O P Q R S T U V W X Y Z

Begriff	Erklärung
labial	zur Lippe hin, an der Lippe ⊙ S. 10
Labialbogen, der	Außenbogen entlang der Frontzähne an KFO-Geräten
Labium, das	Lippe
Lachlinie, die (engl. smile line)	Verlauf der oberen Kante der Unterlippe beim Lachen
Lagerung, die	▸ Abstützung ⊙ S. 13
Laktobazillus, der (Mehrz. Laktobazillen)	stäbchenförmiges Milchsäurebakterium; bei Karies stark vermehrt
Laktose, die	Milchzucker; Disaccharid
Langzeitprovisorium, das	provisorischer ZE, der über einen längeren Zeitraum getragen wird
Lappenoperation, die	Bez. für unterschiedliche chirurg. Eingriffe an der Mundschleimhaut
Laryngitis, die	Kehlkopfentzündung
Larynx, der	Kehlkopf
Laser, der	Gerät, welches mit gebündeltem Licht unterschiedlicher Wellenlänge arbeitet
Läsion, die	Schädigung, Verletzung, Störung
latent	versteckt, nicht sichtbar
lateral	seitlich
lege artis	nach der ärztlichen Kunst; vorschriftsmäßig
Legierung, die (engl. alloy)	aus unterschiedlichen Metallen zusammengeschmolzene „Mischung“, z. B. Edelmetall-Legierungen
Legionellen	Bakterien, die eine Legionellose (Legionärskrankheit) auslösen können
Leitungsanästhesie, die (engl. conduction anesthesia, block anesthesia)	Lokalanästhesie, bei welcher der Nervenstamm anästhesiert wird; ZHK: im Bereich der Foramina des Schädels; Einteilung: 1) intraorale L., 2) extraorale L. ⊙ S. 83
Lentulo®, der	Füllspirale; Einsatz: Wurzelkanalbehandlung
letal	tödlich
Leukämie, die	Blutkrebs; krankhafte Vermehrung bzw. Entartung unreifer weißer Blutkörperchen
Leukoplakie, die	weiße, nicht abwischbare Schleimhautveränderung; evtl. Präkanzerose
Leukozyten (Einz. der Leukozyt)	weiße Blutkörperchen mit Abwehrfunktion ⊙ S. 29; S. 50
Lichen ruber planus, der	Schleimhauterkrankung mit juckenden, in der Mitte häufig weißen Knötchen
Ligamentum, das (Ligament)	sehnenähnliches, bindegewebiges Band

Begriff	Erklärung
Ligatur, die	KFO: Draht oder Gummischlinge zum Befestigen eines Drahtbogens im Bracket
light body (engl.)	dünnflüssiges Abformmaterial; niedrigviskös
Limbus, der	Rand, Saum, z. B. Limbus alveolaris
Limitation, die	Einschränkung
Lindemann-Fräse, die	spitz zulaufende Knochenfräse
Linea, die	Linie, z. B. Linea girlandiformis, Linea mylohyoidea S. 87
Liner, der	Haftlack; Präparate, welche durch flüchtige Bestandteile fest werden
Lingua, die (lat.; griech. glossa; engl. tongue)	Zunge; Aufgaben: Geschmack, Lautbildung, Mithilfe beim Schluckakt S. 9
lingual	die Zunge betreffend; ZHK: auch Lagebez. für Zahnflächen, die der Zunge zugewandt sind S. 10
Lingualtechnik, die	Bez. der Multibandtechnik; hier werden die Brackets lingual geklebt
Lipbumper, der	Schutz vor zu starkem Lippendruck; KFO-Gerät mit Abstandshalter (Lippenschild)
Lipid, das	Fett; Bez. für alle Fette und fettähnlichen Stoffe
Lipom, das	gutartige Geschwulst des Fettgewebes
lipophil	Fett liebend; Fett bindend
lipophob	Fett abstoßend; nicht Fett bindend
Lipoprotein, das	aus einem Eiweiß- und Fettanteil bestehendes, v. a. im Blut vorkommendes Eiweiß
Lippen-Kiefer-Gaumen-Spalte, die	angeborene Fehlbildung; seitliche Lippe, seitlicher Kiefer und Gaumen sind offen; auch isoliert vorkommend, z. B. Lippenspalte
Liquidation, die	schriftliche Rechnung eines/einer Arztes/Ärztin
Liquor, der	seröse Körperflüssigkeit, z. B. Dentinliquor
livid(e)	bläulich verfärbt

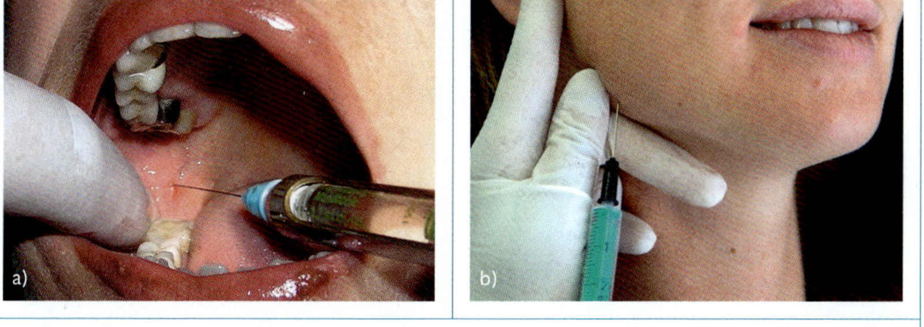

Leitungsanästhesie: a) intraorale Leitungsanästhesie am F. mandibulae; b) extraorale Leitungsanästhesie am F. mandibulae

Begriff	Erklärung
Lobus, der (Mehrz. Lobi)	Lappen; lappenförmiger Teil eines Organs oder einer Drüse
Lockerungsgrad, der	Maß für die krankhafte Zahnbeweglichkeit; Einteilung: Grad I bis III
Logopädie, die	Sprechheilkunde
lokal	örtlich, direkt am Ort; Ggs. systemisch
Lokalanästhesie, die (engl. local anesthesia)	örtliche Betäubung; Arten: 1) ▸ Infiltrationsanästhesie, 2) ▸ intraligamentäre Anästhesie, 3) ▸ Leitungsanästhesie, 4) ▸ Oberflächenanästhesie; Ggs. Allgemeinanästhesie
Lokalanästhetikum, das	Arzneimittel zur örtlichen Betäubung
Lokalisation, die (Verb lokalisieren)	1) Ort des Auftretens, z. B. einer Verletzung, 2) Feststellung eines Krankheitsherdes
Lückengebiss, das	Gebiss mit fehlenden Zähnen
Lumen, das	Hohlraum eines Hohlorgans
Luxation, die (Verb luxieren)	Ausrenkung eines Gelenkes oder Zahnes; 1) Subluxation: traumatische Zahnlockerung, 2) Totalluxation: vollständig ausgeschlagener Zahn
Lymphe, die	Flüssigkeit der Lymphgefäße; entsteht durch Austritt von Blutplasma ins Gewebe
Lymphknoten, der	bohnengroßes, in die Lymphbahn eingeschaltetes Organ; Aufgaben: Filterung, Lymphozytenbildung und Abwehrreaktion
Lymphozyt, der	zu den weißen Blutkörperchen gehörende Zelle; an der Immunreaktion beteiligt
lysieren (Subst. Lyse)	Zellen oder ein Blutkoagulum medikamentös auflösen

Begriff	Erklärung
M., Mm.	▸ **M**usculus, Musculi
M. digastricus, der	zweibäuchiger Muskel vom Schläfenbein zur Innenseite des UK im Kinnbereich; zur Mundöffnung, Anhebung des Zungenbeins 👁 S. 77; Tab. S. 133
M. geniohyoideus, der (sprich: genio-hüo-ide-us)	Kinn-Zungenbein-Muskel von der Innenseite des UK im Kinnbereich zum Zungenbein; zur Mundöffnung, Anhebung des Zungenbeins 👁 S. 77; Tab. S .133
M. masseter, der	Kaumuskel vom Jochbein zur Außenfläche des Kieferwinkels; zum Kieferschluss 👁 S. 77; Tab. S .133
M. mylohyoideus, der (sprich: mülo-hüo-ide-us)	UK-Zungenbein-Muskel von der Innenseite des UK zum Zungenbein; zur Mundöffnung, Anhebung des Zungenbeins 👁 S. 77; Tab. S. 133
M. pterygoideus lateralis, der (sprich: pteri-go-ide-us)	äußerer Flügelmuskel vom Keilbein zum Gelenkfortsatz des UK und Discus articularis; beidseitige und einseitige Kontraktion; zur Seitwärtsbewegung des UK 👁 S. 77; Tab. S. 133

Begriff	Erklärung
M. pterygoideus medialis, der	innerer Flügelmuskel vom Keilbein zur Innenfläche des Kieferwinkels; zum Kieferschluss, leichter Vorschub des UK S. 77; Tab. S. 133
M. temporalis, der	Schläfenmuskel vom Stirn-, Schläfen- und Scheitelbein zum Muskelfortsatz des UK; zum Kieferschluss und zur Rückbewegung des UK S. 77; Tab. S. 133
Magnetfeldresonanztomografie, die	andere Bez. für ▸ Kernspintomografie
Makrodontie, die	übergroße Zähne; Ggs. Mikrodontie
Makrogenie, die	übergroßer UK; Ggs. Mikrogenie
Makroglossie, die	übergroße Zunge; Ggs. Mikroglossie
Makrognathie, die	übergroßer OK; Ggs. Mikrognathie
Makrophage, der	Fresszelle; kann z. B. Bakterien phagozytieren
makroskopisch	ohne Vergrößerung mit dem Auge sichtbar; Ggs. mikroskopisch
Makula, die	Fleck, z. B. fleckenartige Veränderung der Haut
maligne (lat. malignus = bösartig, missgünstig)	bösartig, v. a. ▸ Metastasen bildender Tumor; Ggs. benigne
Malignom, das	bösartige Geschwulst, welche Metastasen bildet
Malokklusion, die	Störungen des Zusammenbisses
Maltose, die	Malzzucker; Disaccharid
Mandibula, die	Unterkiefer; Aufbau: kompakter Körper (Corpus mandibulae), auf beiden Seiten ein aufsteigender Ast (Ramus mandibulae) S. 87
Mandibularanästhesie, die	▸ Leitungsanästhesie am UK
mandibularis (mandibulare)	zum UK gehörend
Mandibularkanal, der	Kanal im UK für den N. alveolaris inferior
Mandrel, das	Träger, z. B. für Polierscheiben
manifest	deutlich erkennbar, z. B. Krankheitszeichen
Mannit, das	▸ Zuckeraustauschstoff
Manometer, das	Gerät zur Druckmessung
Mantelkrone, die (Vollkeramikkrone; Jacketkrone)	metallfreie, nur aus Kunststoff oder Keramik bestehende Krone 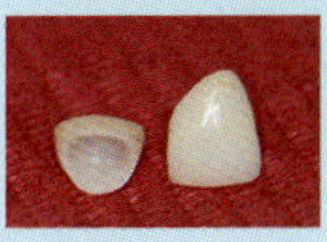 *Mantelkronen (hier: aus Keramik)*
manuell	mit der Hand; Ggs. maschinell
marginal	den Rand betreffend, z. B. marginale Gingiva
marginale Gingiva, die	▸ Gingiva marginalis S. 98

Begriff	Erklärung
Margo, der	Rand
Marylandbrücke, die	▸ Adhäsivbrücke
maschinell	mit einer Maschine; Ggs. manuell
Masterpoint, der	Guttaperchastift zur Wurzelkanalfüllung; hat dieselbe ISO-Größe wie das zuletzt verwendete Wurzelkanalinstrument
Mastikation, die	Kauvorgang
Materia alba, die	weißlicher, abspülbarer Zahnbelag; aus Speichelprodukten, Speiseresten und Epithelzellen
Matrix, die	Grundsubstanz, in die andere Stoffe eingebracht sind, z. B. Kunststoffanteil eines Komposits
Matrize, die	1) Hilfsmittel zur Formung von plastischen Füllungen, 2) Hohlform zur Aufnahme einer Geschiebepatrize S. 58
MAV	▸ **M**und-**A**ntrum-**V**erbindung
Maxilla, die (engl. upper jaw)	Oberkiefer S. 87
maxillaris	zum OK gehörend
McCall-Girlande, die	Verdickung der befestigten Gingiva über einer Rezession
medial	zur Mitte hin
Medianebene, die (Adj. median)	gedachte, sagittale Ebene durch die Körpermitte
Medikation, die	Verordnung von Medikamenten
Medizinprodukte	Maschinen, Instrumente, Stoffe zur Anwendung am Menschen
Medizinprodukte-Betreiberverordnung, die (MPBetreibV)	regelt das Einrichten, Betreiben, Anwenden und Instandhalten von Medizinprodukten
Medizinprodukte-recht-Durchführungs-gesetz, das (MPDG)	regelt den Umgang mit Medizinprodukten
Medulla, die	Mark, z. B. Rückenmark
mehrgliedrig	Bez. für eine Brücke mit mehreren ▸ Brückengliedern
mehrspannige Brücke, die	Brücke, die mehrere Lücken schließt; ▸ einspannige Brücke
Melanin, das	brauner bzw. schwarzer Farbstoff der Haut
Melanom, das	bösartige Geschwulst Melanin produzierender Zellen der Haut
Membran, die	1) künstliche folienartige Hilfsmittel zur ▸ gesteuerten Gewebereaktion, 2) dünne Haut
mental (mentalis)	1) das Kinn betreffend, 2) das Denkvermögen betreffend
mesial	zur Mitte des Zahnbogens hin S. 10

Begriff	Erklärung
Mesialbiss, der (auch Vorbiss)	Verlagerung des UK nach mesial; horizontale Gebissanomalie; entspricht ▸ Angle-Klasse III
mesial-exzentrisch	▸ exzentrische Röntgenaufnahmen
Mesialisierung, die	kieferorthopädische Bewegung von Zähnen nach ▸ mesial; ▸ Distalisierung
Mesiodens, der	überzähliger Zahn; meist im OK-Frontzahngebiet vorkommend
Metabolismus, der (Metabolie)	Stoffwechsel; Gesamtheit aller Vorgänge zur Aufnahme, zum Einbau und Abbau von Nährstoffen
Metallbasis, die	Grundplatte, v. a. einer Teilprothese aus Metall
Metallgerüst, das	Metallunterbau, z. B. einer Verblendbrücke
Metaphyse, die	Bereich zwischen Diaphyse und Epiphyse des Röhrenknochens; in der Wachstumsphase nicht verknöchert S. 79
Metastase, die	Tochtergeschwulst; über die Blut- oder Lymphbahnen verbreiteter Abkömmling des Haupttumors
Methacrylat, das	▸ Polymethylmethacrylat
MIH (**M**olaren-**I**nzisiven-**H**ypomineralisation; ugs. Kreidezähne)	Entzündung um das Implantat herum
mikrobiell	die Mikroorganismen betreffend
Mikrodontie, die	zu kleine Zähne; Ggs. Makrodontie
Mikrogenie, die	zu kleiner UK; Ggs. Makrogenie

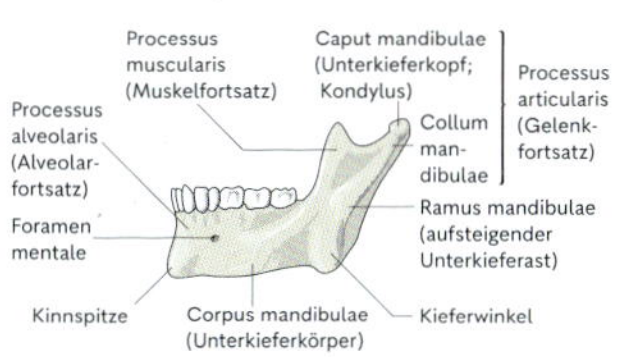

Unterkiefer von außen

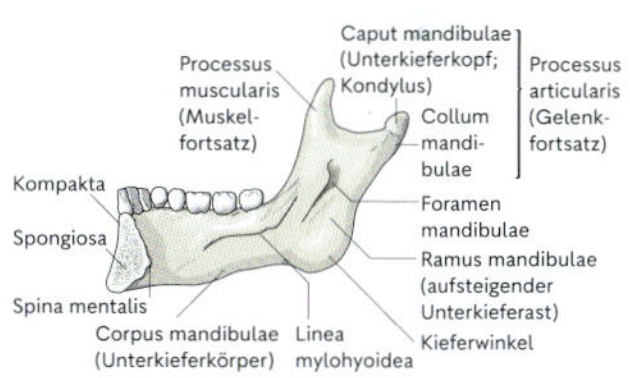

Unterkiefer von innen, halbiert

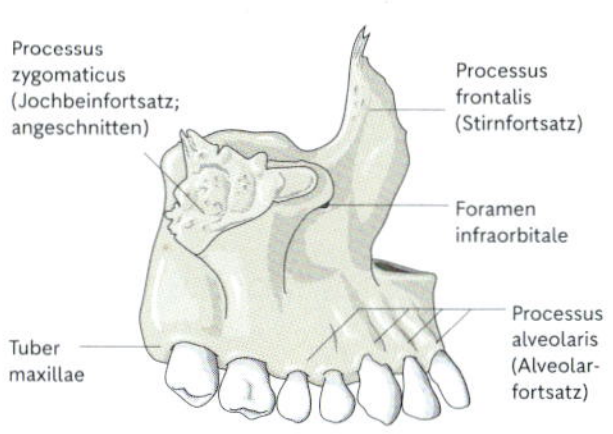

Maxilla von der Seite

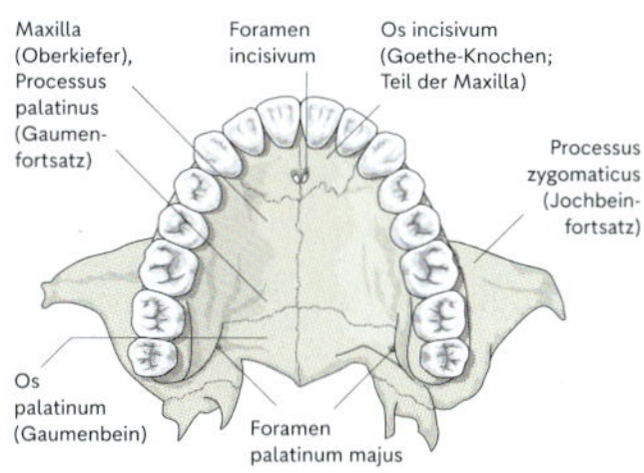

Knöcherner Gaumen

A B C D E F G H I J K L M N O P Q R S T U V W X Y Z

A B C D E F G H I J K L M N O P Q R S T U V W X Y Z

Begriff	Erklärung
Mikroglossie, die	zu kleine Zunge; Ggs. Makroglossie
Mikrognathie, die	zu kleiner OK; Ggs. Makrognathie
Mikroorganismen (Einz. der Mikroorganismus)	Kleinstlebewesen, z. B. Bakterien, Viren, Pilze
mikroskopisch	nur mit dem Mikroskop sichtbar; Ggs. makroskopisch
Mikrowellen	kurzwellige, elektromagnetische Strahlung
mimische Muskulatur, die	Gesichtsmuskeln; gestalten den Gesichtsausdruck
Mineralstoffe	lebenswichtige Stoffe, die keine Energie liefern, z. B. Kalzium, Chlorid
Miniplastschiene, die	Tiefziehschiene, z. B. bei Zähneknirschen
Mitralklappe, die	Segelklappe am Herzen; zwischen linkem Vorhof und linker Kammer S. 36
MKG	**M**und-**K**iefer-**G**esichtschirurgie
Mobilisation, die	Beweglichkeit herstellen
Modell, das	Gipsform eines Kiefers; hergestellt durch das Ausgießen einer Abformung mit Gips
Modellanalyse, die	Vermessung und Auswertung eines Kiefermodells, v. a. in der KFO
Modellgussprothese, die (ESG-Prothese)	Teilprothese mit Metallgerüst und Klammern
Modellmontage, die	Einbringen des OK- und UK-Gipsmodells in einen Artikulator mithilfe der Bissnahme
Modifikation, die	Veränderung; Abwandlung
Molar, der (engl. mollar; Mehrz. Molaren)	Mahlzahn, Mahlzähne (Dentes molares) S. 11
Molaren-Inzisiven-Hypomineralisation, die	▸ MIH
Molekül, das	kleinster selbstständiger Teil einer chem. einheitlichen Substanz
monolithisch	aus einem Stück bestehend, z. B. eine Krone, die nur aus einer Art von Keramik besteht
Monomer, das	kleinste chem. Einheit zu Herstellung von Kunststoffen
Monoreduktor, der	einseitige Freiendprothese
Monosaccharid, das	Einfachzucker; Kohlenhydrat aus einem Molekül
Monozyt, der	großes weißes Blutkörperchen
Morbidität, die	Erkrankungsrate in einer Bevölkerung
Morbus, der	Bez. für einzelne Krankheitsbilder

Begriff	Erklärung
Morphologie, die	Lehre von der Gestalt von Organismen
Mors, die	Tod
Mortalexstirpation, die	Devitalisierung und spätere vollständige Entfernung der Pulpa
Motorik, die	willkürliche, aktive Muskelbewegungen
motorische Nerven	Nerven, die Informationen vom ZNS an Muskeln und Drüsen übertragen 👁 S. 92
mottling (engl.; mottled teeth)	gesprenkelte Zähne, ▸ Fluorose
MPDG	▸ **M**edizin**p**rodukterecht-**D**urchführungs**g**esetz
Muffel, die	Hohlform; Verwendung in der ZT zum Einbetten der Wachsmodellation und Ausgießen mit Einbettmasse
mukogingival	die Schleimhaut und das Zahnfleisch betreffend
Mukogingivalgrenze, die	Übergangsbereich zwischen Mundschleimhaut und Gingiva
Mukoperiostlappen, der	Schleimhaut-Knochenhaut-Lappen; ZHK: wird bei chirurg. Eingriffen vom Knochen abgelöst
mukös	zäh, schleimartig, z. B. Speichel; Ggs. serös
Mukosa, die (Abk. von Tunica mucosa)	Schleimhaut; kleidet innere Organe und Eingeweide aus
Mukotom, das	Gerät zum Abhobeln von Schleimhaut zur Transplantation
Mukozele, die	Schleimhautzyste
Mull, der (Gaze)	weitmaschiges Baumwollgewebe, z. B. als Verbandsmaterial
Multiband, das	festsitzende KFO-Apparatur
multitufted (engl.)	bei Zahnbürsten: vielbüschelig 👁 S. 128
Mumps, der (Parotitis epidemica, Ziegenpeter)	Virusinfektion der Glandula parotis, Ohrspeicheldrüsenentzündung
Mund-Antrum-Verbindung, die (MAV)	Verbindung zwischen Mund- und Kieferhöhle, z. B. nach Zahnextraktion im OK
Mundbodenplastik, die	operativer Eingriff, v. a. zur Vergrößerung des Prothesenlagers
Mundflora, die	▸ Flora
Mundhöhlenkarzinom, das	bösartige Geschwulst in der Mundhöhle
Mundhygiene, die (engl. oral hygiene)	Bez. für alle hygienischen Maßnahmen in der Mundhöhle
Mundhygieneindex, der	▸ Index
Mundkeil, der (Mundsperrer)	Gerät zum Offenhalten des Mundes bei einer Behandlung

Begriff	Erklärung
Mundschleimhaut, die (engl. oral mucosa)	die Mundhöhle auskleidende Schleimhaut
Mundvorhofplatte, die	Gerät zur Frühbehandlung in der KFO; sieht aus wie ein Schnuller ohne Nuckel
Musculus, der (M.), **Musculi** (Mehrz.; Mm.)	Muskel; Muskeln
Mutation, die	spontane Veränderung des Erbguts
Muzin, das	Schleimstoff, z. B. von Schleimhäuten gebildet
Mykose, die	Pilzerkrankung, z. B. Candida-Mykose
Myokard, das	Herzmuskelschicht S. 36
Myom, das	gutartige Geschwulst des Muskelgewebes

Begriff	Erklärung
N., Nn.	▸ **N**ervus, Nervi
N. facialis, der	VII. Hirnnerv; enthält motorische Fasern zur Bewegung der Gesichtsmuskulatur
N. trigemius, der (kurz Trigemius)	V. Hirnnerv; bedeutendster Nerv der ZHK; Hauptäste: 1) N. ophthalmicus, 2) N. maxillaris, 3) N. mandibularis unten; ▸ Tab. S. 135
N. vagus, der	X. Hirnnerv; innerviert Muskeln und Drüsen; Teil des vegetativen Nervensystems
Nadel, die	Hilfsmittel zum Wundverschluss; Einteilung: 1) traumatische N., 2) atraumatische N. S. 91
Nadelhalter, der	chirurg. Instrument zum Wundverschluss mit einer Naht
Naevus, der	Muttermal
Nahtmaterial, das (engl. suture material)	Faden zum Wundverschluss; Einteilung: 1) resorbierbares N., 2) nicht resorbierbares N.

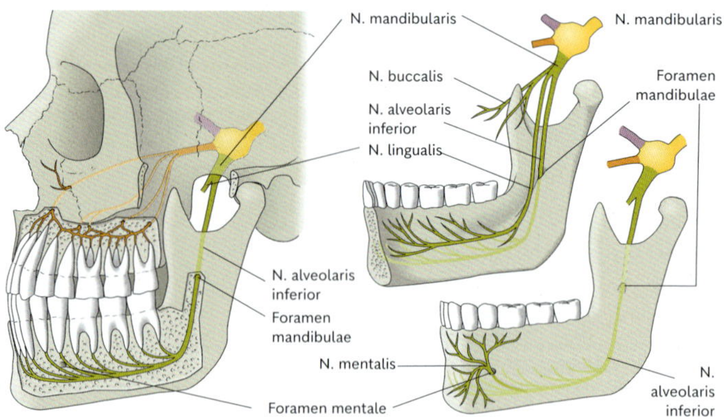

N. trigeminus: Nervenversorgung durch Äste des N. mandibularis

Begriff	Erklärung
Narkose, die (engl. anesthesia; Allgemein-anästhesie)	medikamentös herbeigeführte, kontrollierte Lähmung des Bewusstseins, des Schmerzempfindens und der Abwehr-reflexe
Narkotikum, das	Betäubungsmittel für die ▸ Narkose
nasal	die Nase betreffend
Nasenblasversuch, der	Versuch zur Diagnostik einer MAV: Luft in die zugehaltene Nase pusten
Nasennebenhöhle, die (NNH)	luftgefüllte Knochenkammer; die NNH stehen mit der Nase in Verbindung; Einteilung: 1) ▸ Sinus maxillaris, 2) ▸ Sinus frontalis, 3) ▸ Sinus sphenoidalis, 4) ▸ Cellulae ethmoidales unten
Nasion, das	vorderster Punkt der Verbindung zwischen Stirn- und Nasenbein
Nasolabialfalte, die	vom Nasenflügel zum Mundwinkel ziehende paarige Weichteilfalte
Natriumfluorid, das (NaF)	▸ Fluoridverbindungen
Natriumhypochlorit, das (NaOCl)	Spüllösung zur Desinfektion und Auflösung von Gewebs-resten im Wurzelkanal

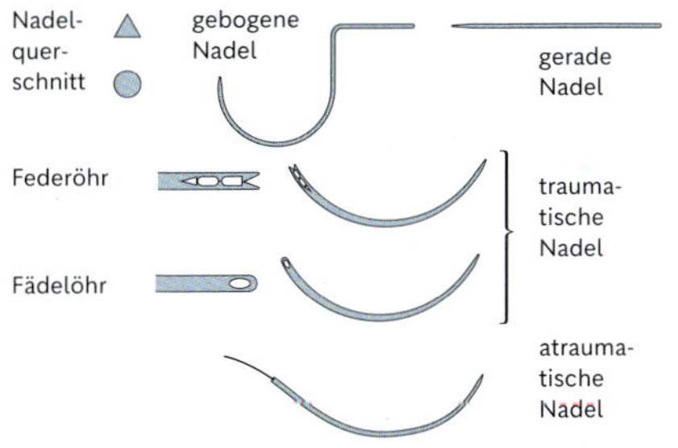

Chirurgische Nadeln

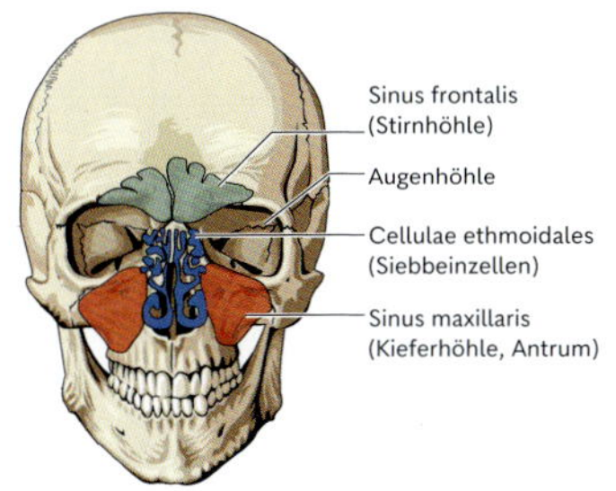

Nasennebenhöhlen. Die Keilbeinhöhle ist nicht abgebildet.

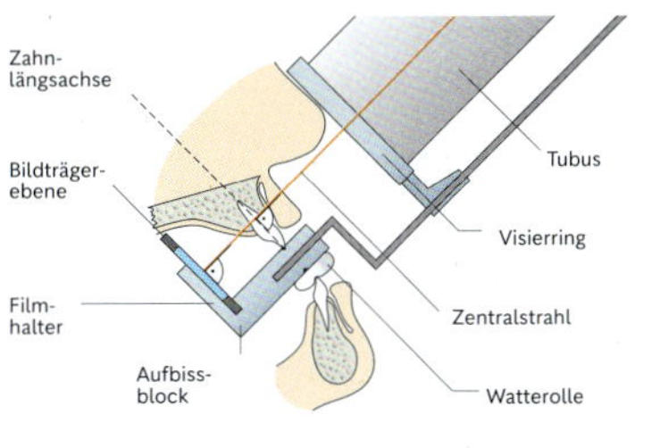

Paralleltechnik mit Halterung

Begriff	Erklärung
Natriummonofluor-phosphat, das (NaMFP)	▸ Fluoridverbindungen
Natriumperborat, das	Oxidationsmittel; ZHK: Einsatz beim internen Bleichen von Zähnen
NBS	▸ **N**ursing-**B**ottle-**S**yndrom S. 94
Nebenniere, die	paariges Organ oberhalb der Nieren; Produktion von Hormonen, z. B. Adrenalin
Nebenwirkung, die (engl. side-effect, adverse drug reaction)	unerwünschte, medikamentöse Wirkung
Neck Dissection, die (engl.)	radikale operative Entfernung aller Halslymphknoten bei bösartigem Mundhöhlentumor
Nekrose, die	abgestorbenes Gewebe, z. B. Pulpanekrose
NEM	**N**icht-**E**del**m**etall
Nervensystem, das	Gesamtheit der Nerven; Einteilung nach der Lage: 1) zentrales N. (ZNS), 2) peripheres N.; funktionelle Einteilung: 1) autonomes N., 2) willkürliches N. unten
Nervus, der (N.) **Nervi** (Mehrz.; Nn.)	Nerv, Nerven; Einteilung: 1) motorischer N., 2) sensibler N., 3) gemischter N.
Neuralgie, die	anfallsartige Schmerzen im Versorgungsgebiet eines Nerven, z. B. Trigeminusneuralgie

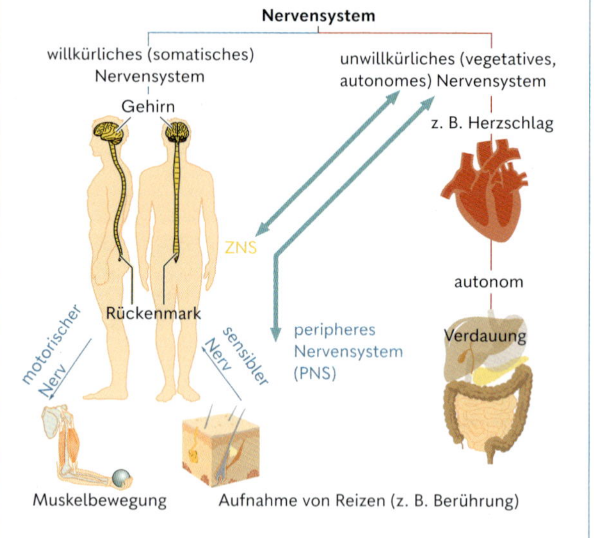

Einteilung des Nervensystems

Begriff	Erklärung
Neurit, der	▸ Axon S. 93
Neuron, das	Nervenzelle unten
Neutralbiss, der (eugnather Biss)	richtige horizontale Verzahnung
Nichtanlage, die	Fehlen von Zahnkeimen; ▸ Adontie
NNH	▸ **N**asen**n**eben**h**öhle
Nodus, der	Knoten, z. B. Nodus lymphaticus
Nonokklusion, die	kein Kontakt von Zähnen bei Kieferschluss
Noxe, die	Ursache, Stoff mit schädigender Wirkung
Nursing-Bottle-Syndrom, das (NBS)	Flaschenkaries; Ursache: ständige Zufuhr zuckerhaltiger Getränke über die Nuckelflasche S. 94
Oberflächenanästhesie, die (engl. topical anesthesia)	Betäubung eines Schleimhautbezirkes durch Auftragen eines Lokalanästhetikums
Oberflächendosis, die	von Röntgenstrahlen getroffene Hautoberfläche
obliteriert	verkalkt; ZHK: nicht aufzubereitender Wurzelkanal
obsolet	nicht mehr gebräuchlich
Obturator, der	▸ Defektprothese
Ödem, das	Ansammlung seröser Flüssigkeiten im Gewebe
Odontoblast, der	Dentin bildende Zelle; Odontoblasten liegen in der äußersten Schicht der Pulpa S. 105

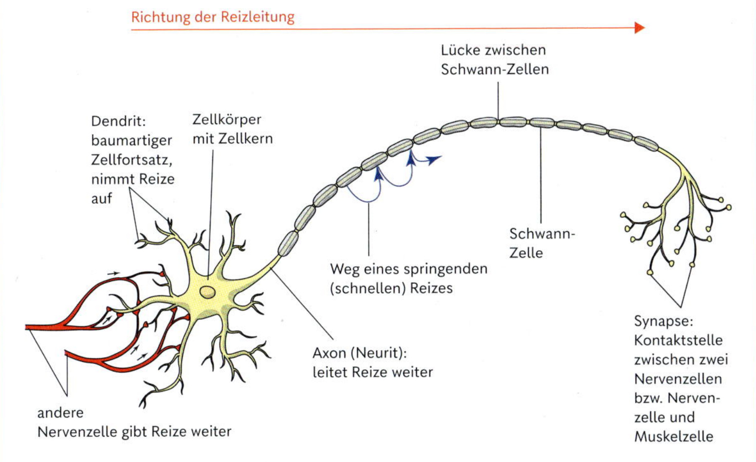

Aufbau einer Nervenzelle (Neuron)

Begriff	Erklärung
Odontoblastenfortsätze (Tomes-Fasern)	Fortsätze der Dentin bildenden Zelle; sie ziehen über die Dentinkanälchen ins Dentin S. 105
odontogen	von den Zähnen ausgehend
odontogene Zyste, die	mit Flüssigkeit gefüllter Hohlraum im Kieferknochen; von einem kapselartigen Zystenbalg umgeben; 1) ▸ radikuläre Zyste, 2) ▸ follikuläre Zyste, 3) ▸ residuale Zyste
Odontom, das	gutartige Geschwulst von den Zahnhartgeweben ausgehend
offener Biss (engl. open bite)	vertikale Lücke beim Zusammenbiss, v. a. in der Front, z. B. durch Daumenlutschen
Okkludator, der	in der ZT Gerät zur Befestigung von Gipsmodellen; im Ggs. zum ▸ Artikulator nur Rotations- ohne Seitwärtsbewegungen möglich
okklusal	auf der Kaufläche, die Kaufläche betreffend S. 10
Okklusion, die (engl. occlusion)	Schlussbiss; Berührung der Kauflächen von OK und UK bei zwanglosem Kieferschluss
Okklusionsebene, die (engl. occlusal level, occlusal plane)	Kauebene
Okklusionsfolie, die (engl. articulating paper)	mit Farbstoff beschichtetes Papier zur Überprüfung der Okklusion und Artikulation
Oligodontie, die	das Fehlen von mehr als fünf Zähnen bzw. von Zahngruppen; ▸ Hypodontie, ▸ Anodontie
Oligosialie, die	verminderte Speichelsekretion
Onlay, das	Einlagefüllung mit Bedeckung der gesamten Kaufläche
opak (Subst. Opazität)	undurchsichtig, lichtundurchlässig
operabel	operierbar; Ggs. inoperabel
OPG	▸ **O**rtho**p**antomo**g**ramm
Opiat, das	Arzneimittel auf Opiumbasis; Wirkung v. a. schmerzlindernd und beruhigend

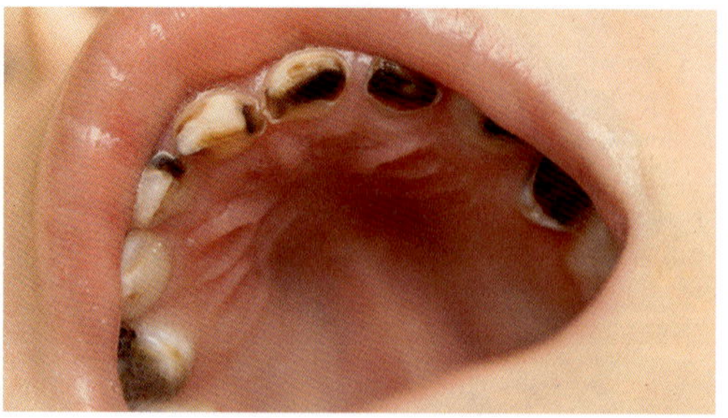

Nursing-Bottle-Syndrom

Begriff	Erklärung
oral	den Mund betreffend
Oralchirurgie, die	Fachgebiet der ZHK; mit überwiegend chirurg. Tätigkeit innerhalb der Mundhöhle
Orbita, die	Augenhöhle ⊙ S. 91
Organ, das	Körperteil mit einheitlicher Funktion und Aufbau
organisch	belebt, lebendig; Chemie: Verbindungen mit Kohlenwasserstoffen; Ggs. anorganisch
Orthognathie, die	▸ Eugnathie
orthograd	von der Krone her, z. B. Wurzelkanalfüllung bei WSR
Orthopantomogramm, das (OPG; OPT; Panoramaschichtaufnahme)	extraorale Übersichtsaufnahme; OK und UK werden dabei gleichzeitig abgebildet
orthoradiale Einstellung, die	Röntgen: senkrecht auf die Zahnbogentangente auftreffender Zentralstrahl ⊙ S. 45
Os, das (sprich: kurzes o; Genitiv: ossis)	Knochen ⊙ S. 79
Os, das (sprich: langes o; Genitiv: oris)	Mund
Ösophagus, der	Speiseröhre ⊙ S. 37; S. 100
Osseointegration, die	ZHK: Entstehen einer festen Verbindung zwischen Implantat und Knochen
Ossifikation, die	Verknöcherung
Osteoblast, der	Knochen bildende Zelle
Osteoklast, der	Knochen abbauende Zelle
Osteomyelitis, die	Entzündung des Knochenmarks
Osteoradionekrose, die	Osteomyelitis, v. a. nach Zahnextraktionen bei einer/einem Pat. mit Strahlenbehandlung im Kieferbereich
Osteosynthese, die	chirurg. Zusammenfügen von Knochenfragmenten, z. B. mit Schrauben
Osteotomie, die	chirurg. Entfernen von Knochen
Ostitis, die	Knochenentzündung
oszillieren	schwingen
Overbite, der	Überbiss der Frontzähne in vertikaler Richtung
Overjet, der	Überbiss der Frontzähne in sagittaler Richtung
Overlay, das	Auflagefüllung; Bedeckung der Kaufläche und Überkuppelung der Höcker
Oxidkeramik, die	Bez. für Keramiken auf Metalloxidbasis, z. B. Zirkonoxid
Ozon, das	Sauerstoffverbindung aus drei Sauerstoffatomen; ZHK: Einsatz zur Keimabtötung

Begriff	Erklärung
P.	▸ Processus
PA	▸ **pa**rodontal-
palatinal	zum Gaumen hin; den Gaumen betreffend 👁 S. 10; S. 14
Palatum, das (lat.; engl. palate)	Gaumen; Einteilung: 1) P. durum, 2) P. molle 👁 S. 9
Palatum durum, das	harter Gaumen 👁 S. 9
Palatum molle, das (Velum palatinum)	weicher Gaumen; Gaumensegel 👁 S. 9
Palpation, die	Untersuchung durch Betasten der Körperoberfläche
Pandemie, die	Ausbreitung einer Infektionskrankheit über mehrere Länder
Pankreas, das	Bauchspeicheldrüse 👁 S. 37
Panoramaschichtaufnahme, die (PSA)	▸ Orthopantomogramm
Papierspitze, die	Hilfsmittel zur Trocknung von Wurzelkanälen
Papilla incisiva, die	wulstartige Schleimhautvorwölbung am harten Gaumen, direkt hinter den OK-Schneidezähnen
Papille, die	1) ZHK: im Interdentalraum liegende Gingiva (Interdentalpapille), 2) warzenartige Erhebung, 3) Geschmacksknospen der Zunge
Papillen-Blutungsindex, der (PBI)	Messzahl zur Feststellung einer Gingivitis
Papillom, das	gutartige Geschwulst des Oberflächenepithels der Schleimhaut
Parafunktion, die	ZHK: Fehlfunktion des Kauapparates, z. B. durch Zähneknirschen, -pressen
Parallelometer, das	ZT: Gerät zur Vermessung von Modellen in Bezug auf eine gemeinsame Einschubrichtung
Paralleltechnik, die	Röntgentechnik bei intraoralen Aufnahmen; Anwendung, wenn der Zahnfilm parallel zur Zahnachse eingelegt werden kann 👁 S. 91
parapulpär	neben der Pulpa, z. B. parapulpäre Stifte
Parästhesie, die	Missempfindung, z. B. Kribbeln
Parasympathikus, der	Teil der Nervenfasern des vegetativen Nervensystems; eher für Erholung und Verdauung zuständig; vgl. Sympathikus
Parathormon, das	Hormon der Nebenschilddrüse; erhöht den Kalziumspiegel im Blut; Ggs. Kalzitonin
parenteral	unter Umgehung des Magen-Darm-Trakts; Ggs. enteral
parenterale Applikation, die	Arzneimittelgabe, z. B. als Injektion
Parese, die	▸ Fazialisparese
parodontal	den Zahnhalteapparat betreffend

Begriff	Erklärung
Parodontalabszess, der	Taschenabszess; Ursache: Entzündung einer tiefen Zahnfleischtasche; ▸ Abszess
Parodontal-behandlung, die (engl. periodontal therapy)	unterschiedliche Maßnahmen zur Therapie von Parodontopathien
parodontale Lagerung, die	▸ Abstützung 👁 S. 13
parodontaler Screening-Index (PSI; engl. periodontal disease index, PDI)	Index zur Feststellung von Parodontopathien ▸ Tab. S. 136
Parodontalsonde, die (engl. periodontal probe)	Instrument zur Messung der Taschentiefe
Parodontalspalt, der (Desmodontalspalt)	gelenkartiger Spalt zwischen Alveolarknochen und Zahnwurzel; ausgefüllt mit ▸ Desmodont
Parodontalstatus, der (engl. periodontal chart)	▸ PAR-Status
Parodontaltherapie, chirurgische	▸ CPT
Parodontalverband, der	Zahnfleischverband, v. a. nach chirurg. Parodontalbehandlungen
Parodontitis, die (engl. periodontitis)	Entzündung des Zahnhalteapparates
Parodontium, das	Zahnhalteapparat; besteht aus: 1) Gingiva, 2) Desmodont, 3) Wurzelzement, 4) Alveolarknochen 👁 S. 98
Parodontologie, die (engl. periodontology)	Lehre vom Zahnhalteapparat, seinen Erkrankungen und deren Therapie
parodontologisches Aufklärungs- und Therapiegespräch, das	▸ ATG
Parodontopathien	Gesamtbez. für alle Parodontalerkrankungen
Parodontose, die (engl. periodontal disease)	nicht entzündlicher Abbau des Zahnhalteapparates
Parotis, die	▸ Glandula parotidea 👁 S. 115
Parotitis, die	Entzündung der Ohrspeicheldrüse
Parotitis epidemica, die	▸ Mumps
PAR-Status, der (Parodontalstatus)	Erhebung aller notwendigen Befunde für die Diagnose einer Parodontalerkrankung und die Planung der Therapie

Begriff	Erklärung
partielle Prothese, die	Teilprothese; Prothese des teilbezahnten Gebisses; Verbindung der Teilprothese mit den Restzähnen über Verankerungselemente S. 54
Partsch I bzw. **II**	▸ Zystostomie bzw. ▸ Zystektomie
Parulis, die	Schwellung im Bereich der Kiefer; meist durch einen Abszess
pathogen	krank machend
Pathologie, die	Lehre von den krankhaften Veränderungen im Organismus und deren Ursachen
pathologisch	krankhaft
Patrize, die	Teil eines Geschiebes; passt in eine Matrize S. 58
PBI	▸ **P**apillen-**B**lutungs**i**ndex
Pellet, das	Kügelchen, z. B. Wattepellet
Pellikel, die (engl. pellicle)	Schmelzoberhäutchen; aus organischen Speichelbestandteilen gebildet
Pelotte, die	Verdickung aus Kunststoff, z. B. am Funktionsregler nach Fränkel
penetrieren	eindringen
Penizillin, das	Antibiotikum, das aus Schimmelpilzen gewonnen wird
per os (lat.)	durch den Mund; Applikation eines Arzneimittels über den Mund
perakut	Erkrankung mit besonders heftigem Beginn und Verlauf
Perforation, die	Durchbruch, Durchlöcherung, z. B. perforierter Abformlöffel
Perfusion, die	Durchströmung einzelner Organe mit Blut
periapikal	in der Umgebung der Wurzelspitze
Periimplantitis, die	Entzündung um das Implantat herum
Perikard, das	Herzbeutel S. 36

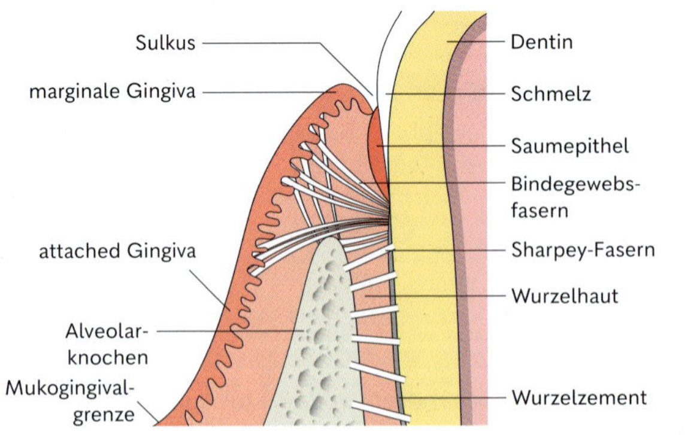

Parodontium

Begriff	Erklärung
perimandibulär	um den UK herum, z. B. perimandibulärer Abszess S. 14
Periodont, das	▸ Desmodont S. 98
Periodontium, das	▸ Desmodont
Periost, das	Knochenhaut; umschließt außen den Knochen und sorgt für dessen Ernährung S. 79
Periostschlitzung, die	chirurg. Technik bei der plastischen Deckung; Durchführung kleiner Schnitte in das Periost, um einen Mukoperiostlappen verlängern zu können
Periotom, das	▸ Desmotom
peripher	am Rand gelegen
peripheres Nervensystem	Teil des Nervensystems, besteht aus 31–32 Rückenmarksnerven und 12 Hirnnerven; dient zur Informationsübermittlung zwischen Körper und ZNS S. 92
Perkussion, die	Untersuchung des Körpers durch Beklopfen; ZHK: Diagnostik einer apikalen Entzündung
perkutan	durch die Haut, über die Haut
permanent	andauernd, bleibend; Ggs. temporär
permeabel	durchlässig
persistierend	andauernd, bleibend, z. B. persistierender Milchzahn
Personendosis, die	an einer Körperoberfläche gemessene Röntgenstrahlung
Pfeilerzahn, der	▸ Brückenpfeiler S. 31
Pfortader, die	transportiert nährstoffreiches Blut von den Verdauungsorganen zur Leber
Phagozytose, die	Aufnahme und Auflösung, v. a. von Mikroorganismen durch Fresszellen
Pharmakologie, die	Arzneimittellehre
Pharmakon, das (Mehrz. Pharmaka)	Heilmittel, Hilfsmittel, Arzneimittel
Pharynx, der	Rachen S. 100
Phlegmone, die	eitrige, bakterielle Entzündung des Bindegewebes ohne örtliche Abgrenzung
Phonetik, die	Stimmbildungslehre, Lautlehre
Phosphatzement, der	Pulver mit hohem Zinkoxidanteil, das mit Phosphorsäure vermischt wird; Einsatz: Unterfüllung, Befestigung von ZE
pH-Wert, der	gibt Auskunft über die Stärke einer Säure oder Lauge bzw. Base; Skala von 0 bis 14
Physiologie, die	Lehre von den normalen Lebensvorgängen
physisch	körperlich
Pigment, das	Farbstoff in der Haut oder in Zellen
Pinzette, die (engl. tweezers)	Instrument zum Greifen; 1) anatomische P. mit flachen, geriffelten Enden, 2) chirurgische P. mit spitzen Enden

Begriff	Erklärung
Plaque, die (engl. plaque)	weicher, weißlich-gelber, fest haftender Belag aus Speichelbestandteilen, Nahrungsresten, Bakterien und deren Stoffwechselprodukten S. 101
Plasma, das	▸ Blutplasma
Plattenapparatur, die	▸ aktive Platte
Platzhalter, der	Vorrichtung zum Offenhalten einer Zahnlücke
Platzmangel, der	Missverhältnis zwischen Zahn- und Kiefergröße
Plazebo, das	Substanz, welche wie ein Medikament aussieht, ohne einen Wirkstoff zu beinhalten
Pleura, die	Brustfell; kleidet die inneren Räume des Brustkorbs aus, besteht aus Rippenfell und Lungenfell
Pleuraspalt, der	flüssigkeitsgefüllter Spalt zwischen Rippenfell und Lungenfell
Plexus, der	Geflecht von Nerven oder Blutgefäßen
Plica, die	Falte, z. B. Plica sublingualis
Plica sublingualis, die	Schleimhautfalte im Mundboden; neben der Caruncula sublingualis S. 9
Plugger, der	Instrument zum Verdichten einer Wurzelkanalfüllung
Politur, die	Vergütung der Oberfläche eines Werkstoffes
Polyether, der	1) ZHK: Abformmaterialien, 2) organische Verbindung
Polymer, das	großes Molekül, das aus vielen gleichen Teilchen (Monomeren) aufgebaut ist

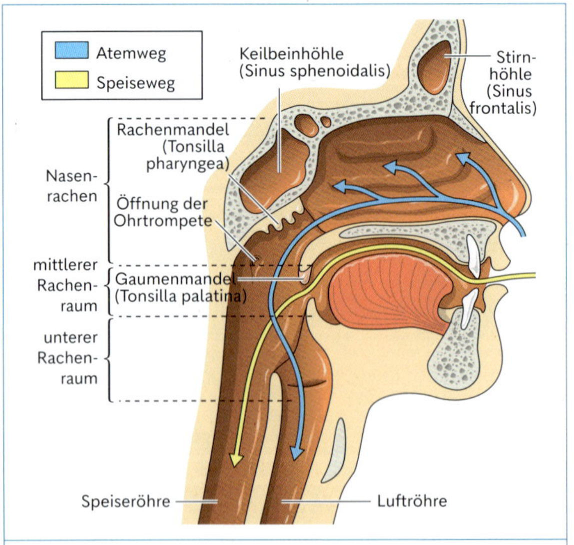

Rachen (Pharynx)

Begriff	Erklärung
Polymerisation, die	chem. Reaktion, bei der sich kleine Moleküle zu großen kettenartigen Makromolekülen verbinden, z. B. bei Füllungsmaterialien
Polymethylmethacrylat, das (Methylacrylat)	Kunststoff; ZHK: v. a. Einsatz zur Herstellung von Prothesen oder KFO-Geräten
Polyp, der	gestielte, meist gutartige Schleimhautwucherung
Polysaccharid, das	Vielfachzucker; aus vielen Zuckermolekülen bestehend, z. B. Stärke
Polysulfid, das	irreversibel-elastisches Abformmaterial; zur Präparationsabformung; starke Volumenänderung, daher kaum noch eingesetzt
Positioner, der	Gerät in der KFO zur Stabilisierung des Behandlungsergebnisses
posterior	hinten; nach hinten gelegen; Ggs. anterior
posteruptiv	nach dem Zahndurchbruch
Postexpositionsprophylaxe, die	vorbeugende Maßnahmen bei evtl. eingetretener Infektion, z. B. nach einer Stichverletzung mit einer Kanüle
postoperativ	nach einem operativen Eingriff
ppm (**p**arts **p**er **m**illion)	Mengenangabe des Anteils einer Substanz; ZHK: z. B. Fluoridgehalt ▸ Tab. S. 139
Prädentin, das	Dentinvorstufe; noch nicht mineralisiert
Prädilektionsstelle, die	bevorzugte Stelle; Stelle, an der sich vermehrt Plaque ansammelt und somit vermehrt Karies bildet, z. B. Fissuren
präeruptiv	vor dem Zahndurchbruch
Präkanzerose, die	Krebsvorstufe; aus einer P. kann Krebs entstehen
Prämolar, der (engl. premolar; Mehrz. Prämolaren)	Vormahlzahn, Vormahlzähne; Abk. für Dentes praemolares S. 11

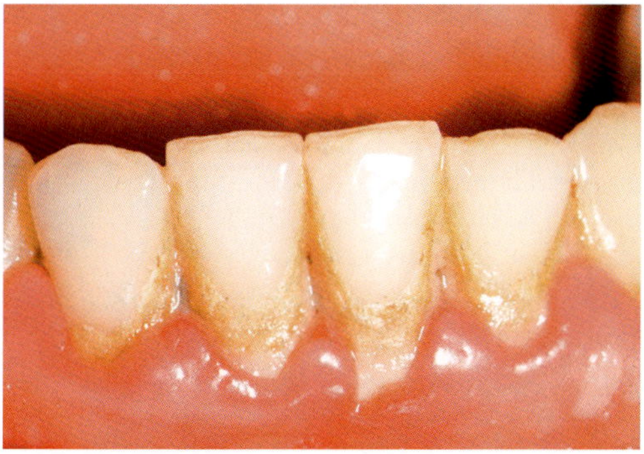

Plaque

Begriff	Erklärung
Prämolarenbreite, die	Maß in der KFO zur Angabe einer Bissverschiebung
Prämolarisierung, die	Trennung v. a. zweiwurzeliger, parodontal geschädigter UK-Molaren; Ziel: parodontalhygienischere Gestaltung der Bifurkation; ▸ Hemisektion
pränatal	vor der Geburt
präoperativ	vor einem operativen Eingriff
Präparation, die (engl. preparation)	Abtragung von Zahnhartsubstanzen als vorbereitende Maßnahme für eine Füllung, Krone, Brücke oder Prothese
Präparationsarten	Einteilung: 1) ▸ Hohlkehlpräparation, 2) ▸ Stufenpräparation, 3) ▸ Tangentialpräparation S. 104
Präparationsgrenze, die (Präpgrenze)	Übergang vom beschliffenen zum nicht beschliffenen Anteil des Zahnes
präprothetische Chirurgie, die	Sammelbegriff für chirurgische Eingriffe, die vor einer prothetischen Versorgung erfolgen, z. B. Entfernung von hoch ansetzenden Wangenbändern
Prävention, die (engl. prophylaxis; Prophylaxe; Adj. präventiv)	vorbeugende Maßnahmen zur Verhütung von Krankheiten
Pressen, das	▸ Bruxismus
primär	an erster Stelle, ursprünglich
Primärheilung, die	Wundheilung bei Kontakt der Wundränder durch direktes Zusammenwachsen
Primär-Primärprophylaxe, die	Reduktion der Kariesbakterien der Bezugspersonen eines Kindes; geringere Übertragung auf das Kind
Primärstabilität, die	möglichst hoher angestrebter Halt eines Implantates nach Implantation
Primärteil, das (Innenkonus, Innenteleskop)	Teil eines Teleskops; wird fest auf einen präparierten Zahn zementiert; Sekundärkrone (Gegenstück) ist mit herausnehmbarem ZE verbunden; Halt durch Reibungskräfte der beiden Teile über parallelwandige oder konusförmige Gestaltung des Primärteils S. 119
Primer, der	Haftvermittler zwischen den nach der Dentinätzung freiliegenden Kollagenfasern und Dentinkanälchen und dem ▸ Adhäsiv
Prion, das	infektiöses Eiweißteilchen
Probeexzision, die (engl. incisional biopsy)	Entnahme einer Gewebeprobe zur histologischen Untersuchung
Processus, der (P.; sprich „prozessus“; Mehrz. sprich „prozessuhs“)	Fortsatz; Vorsprung, v. a. bei Knochen, z. B. P. alveolaris (Alveolarfortsatz)
Processus alveolaris, der	Alveolarfortsatz; beinhaltet die Zahnfächer (Alveolen) und dient der Aufnahme der Zähne im OK und UK S. 87

Begriff	Erklärung
Processus articularis, der	Gelenkfortsatz; Teil des aufsteigenden Astes des UK; Aufbau: 1) Collum mandibulae, 2) Caput mandibulae bzw. Kondylus S. 87
Processus frontalis (maxillae), der	Stirnfortsatz des OK zur Verbindung mit dem Stirnbein S. 87
Processus muscularis, der	Muskelfortsatz, z. B. des aufsteigenden Astes des UK, hier Ansatz des Schläfenmuskels S. 87
Processus palatinus (maxillae), der	Gaumenfortsatz des OK zur Bildung des knöchernen Gaumens S. 87
Processus zygomaticus, der (maxillae)	Jochbeinfortsatz; seitlicher Fortsatz am OK zur Verbindung mit dem Jochbein S. 87
Prodromalphase, die	Krankheitsphase mit zunächst unspezifischen Symptomen
professionelle Zahnreinigung, die (PZR; engl. professional tooth cleaning)	gründliche Säuberung der Zähne, Mundhygieneaufklärung, Ernährungsberatung und Fluoridierung in der ZA-Praxis
Profil, das	Seitenansicht des Kopfes
profund (profundus)	tief liegend
Progenie, die	überentwickelter UK mit vorstehendem Kinn
Prognathie, die	überentwickelter, vorstehender OK
Prognose, die	Beurteilung des zukünftigen, weiteren Krankheitsverlaufs
Progression, die	das Fortschreiten
Proliferation, die	Wucherung des Gewebes
Prophylaxe, die (engl. prophylaxis; Adj. prophylaktisch)	▸ Prävention
Protein, das	Eiweiß
Prothese, die (engl. prothesis)	künstlicher Ersatz eines fehlenden Körperteils; ZHK: 1) ▸ partielle P., 2) ▸ Totalp., 3) ▸ Interimsp., 4) ▸ Immediatp., 5) definitive (endgültige) P.
Prothesenbasis, die	der Schleimhaut anliegender Teil einer Prothese
Prothesenlager, das	Mundschleimhaut und Knochen, die eine Prothese tragen
Prothesensattel, der	Teil einer Prothese, welcher dem Alveolarfortsatz aufliegt S. 54
Prothetik, die	Zahnersatzkunde
Protozoon, das (Mehrz. Protozoen)	Urtierchen; tierischer Einzeller, Urtierchen
Protrusion, die (Adj. protrudiert)	1) Vorschubbewegung des UK; Ggs. Retrusion, 2) nach vorne stehende Frontzähne

Begriff	Erklärung
Provisorium, das (engl. temporary filling, temporary crown, temporary bridge; Adj. provisorisch)	vorübergehender, vorläufiger ZE
proximal	zur Körpermitte hin
Prüfkörper, der	Stufenkeil zur Anfertigung von Konstanzaufnahmen
PSA	1) **P**anorama**s**chicht**a**ufnahme; ▸ Orthopantomogramm, 2) **p**ersönliche **S**chutz**a**usrüstung
Pseudotasche, die	erhöhte Taschensondierungstiefen durch Schwellung der Gingiva, ohne Knochenabbau
PSI	▸ **p**arodontaler **S**creening-**I**ndex ▸ Tab. S. 136
psychisch	seelisch, geistig
psychosomatisch	die seelisch-körperlichen Wechselwirkungen betreffend
Pufferkapazität, die	Fähigkeit, den pH-Wert neutral zu halten, auch wenn Säuren oder Basen dazukommen
Pulmonalarterie, die	Lungenarterie; führt sauerstoffarmes Blut von der rechten Herzkammer zur Lunge S. 37
Pulmonalklappe, die	Taschenklappe am Anfang der Lungenarterie; ▸ Herzklappen S. 37
Pulpa, die (engl. pulp)	Zahnmark; besteht aus Nerven, Bindegewebe und Blutgefäßen; 1) Kronenp., 2) Wurzelp. S. 105
Pulpaamputation, die	Abtragung der Kronenpulpa, z. B. im Rahmen der ▸ Pulpotomie
Pulpagangrän, die	fauliger Zerfall des Zahnmarks
Pulpanekrose, die	abgestorbenes Zahnmarkgewebe
Pulpenkavum, das	Höhle des Zahnmarks
Pulpitis, die	Entzündung des Zahnmarks
Pulpitis purulenta, die	eitrige Entzündung des Zahnmarks
Pulpitis serosa, die	wässrige Entzündung des Zahnmarks

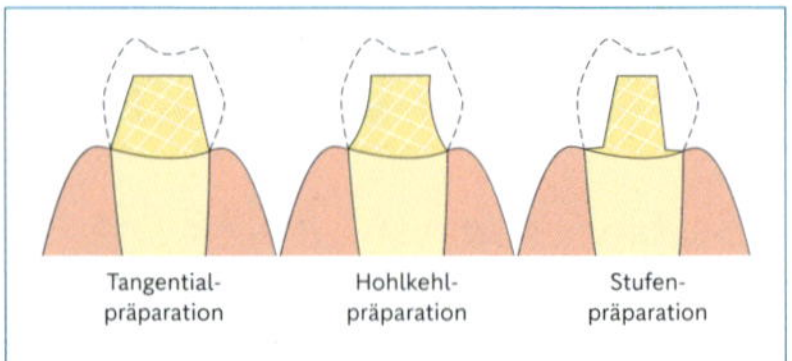

Unterschiedliche Präparationsarten

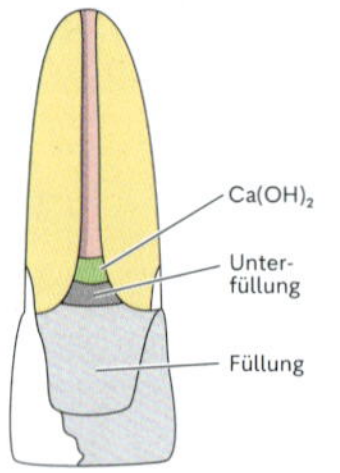

Pulpotomie: Zustand nach Behandlung

Begriff	Erklärung
Pulpotomie, die (Vitalamputation)	Entfernung der vitalen Kronenpulpa bei Belassen der Wurzelpulpa; Indikation: nach Infektion der Kronenpulpa bei Milchzähnen oder Zähnen mit nicht abgeschlossenem Wurzelwachstum S. 104
Puls, der	Druckwelle des Blutes in den Arterien, ausgelöst durch den Herzschlag
Pulverstrahlgeräte	Geräte z. B. zur Belagsentfernung; arbeiten meist mit einem stark beschleunigten Pulver-Wasser-Gemisch
Punktion, die (engl. tapping; Verb punktieren)	Entnahme von Flüssigkeiten aus Körperhöhlen mittels einer Hohlnadel
purulent	eitrig
Pus, das	Eiter
Pustel, die	Eiterbläschen
putty, das (engl.)	knetbares Abformmaterial
pyogen	Eiter erzeugend, Eiter bildend
pyrogen	Fieber hervorrufend
PZR	▸ **p**rofessionelle **Z**ahn**r**einigung

Quadrant, der	ZHK: Einteilung des Gebisses in vier Q.; Trennungslinien zwischen den mittleren Schneidezähnen und zwischen OK und UK
Qualitätsmanagement, das (QM)	gezielte Überprüfung, Verbesserung und Standardisierung aller Arbeitsgänge und Abläufe in einer ZA-Praxis
Qualitätssicherung, die	Maßnahmen zur Sicherung des vorgegebenen Qualitätsstandards in der ZA-Praxis
quantitativ	auf die Menge bezogen
Quartal, das	ein Viertel (Jahr)
Quecksilber, das (engl. mercury)	bei Zimmertemperatur flüssiges Metall; Bestandteil von Amalgam; setzt giftige Dämpfe frei

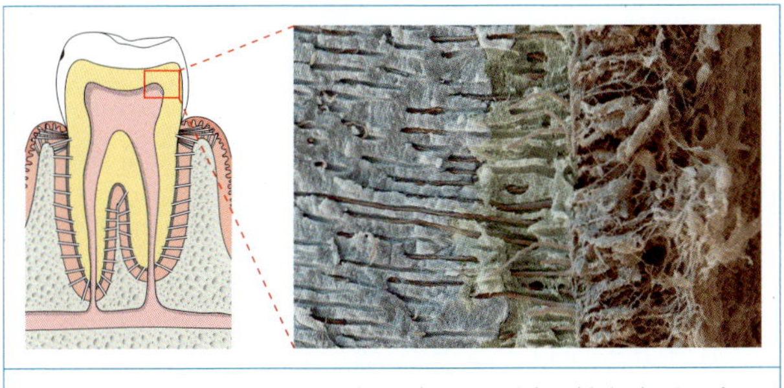

Pulpa-Dentin-Einheit. Die Odontoblastenfortsätze ziehen bis in das Dentin.

Begriff	Erklärung
Quetschbiss, der	Pat. beißt zur Kieferrelationsbestimmung in seiner habituellen Okklusion z. B. auf eine warme Wachsplatte
Quick-Wert, der	Maßeinheit für die plasmatische Gerinnungsfähigkeit des Blutes; Einheit %; ▸ INR
R.	▸ **R**amus
Rachitis, die	Vitamin-D-Mangel-Erkrankung bei Kindern; mit Störungen des Knochen- und Skelettaufbaus
radikulär	an der Wurzel
radikuläre Zyste, die	an der Wurzel gelegene Zyste; Ursache: Proliferation von Epithelzellen im Desmodont
Radiologie, die	Strahlenheilkunde; Röntgendiagnostik und Strahlentherapie
Radioopazität, die	Eigenschaft von Stoffen Röntgenstrahlen zu absorbieren
Radix dentis, die (engl. root of tooth)	Zahnwurzel S. 11
Radix relicta, die	Wurzelrest
Ramifikation, die	Verästelung, v. a. im apikalen Pulpaabschnitt
Ramus, der (R.; Mehrz. Rami; Rr.)	Ast; Zweig eines Nerven oder Blutgefäßes; astartiger Teil eines Knochens
Ramus mandibulae, der	aufsteigender UK-Ast auf jeder Seite des UK-Körpers; weitere Aufteilung: 1) P. muscularis, 2) P. articularis S. 76; S. 87
Randleiste, die	Verdickung des Zahnschmelzes auf der Kaufläche zum Nachbarzahn hin
Randschluss, der	Passung zwischen präpariertem Zahn und einer Krone oder Füllung
Ranula, die	Zyste der Glandula sublingualis
Raphe palati, die (Raphe mediana)	Schleimhautlängsfalte in der Mitte des harten Gaumens
RA-Schaft, der (engl. **R**ight-**A**ngle)	Schaft eines rotierenden Instrumentes mit einer Nut zum Halt in einem Winkelstück; vgl. ▸ FG-Schaft 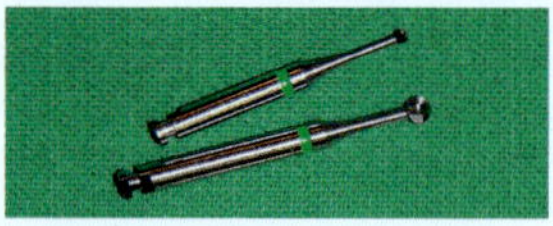 *Rosenbohrer mit RA-Schaft*
Raspatorium, das	chirurg. Instrument zum Abschieben des Mukoperiostlappens
RDA-Wert, der (engl.; **r**adioactive **d**entin **ab**rasion oder **r**elative **d**entin **a**brasion)	Maß für die Abrasivität von Putzkörpern einer Zahnpasta auf das Zahnbein; Einteilung: 0 bis 60 = gering abrasiv, 60 bis 100 = durchschnittlich abrasiv, > 100 = stark abrasiv
RDG	▸ **R**einigungs- und **D**esinfektions-**G**erät
Reamer, der	Handinstrument zur Wurzelkanalaufbereitung
Reanimation, die	Wiederbelebung

Begriff	Erklärung
Recall, der (Recall-System)	Wiederbestell- und Erinnerungssystem für Pat.
Recessus, der	Vertiefung, Mulde, Einbuchtung
Rechtwinkeltechnik, die	Röntgentechnik bei intraoralen Aufnahmen; Röntgentubus ist mit dem Filmhalter starr verbunden; Zentralstrahl trifft senkrecht auf Zahnachse und Film; ▸ Paralleltechnik unten
Reevaluation, die	kritische Überprüfung des erreichten Therapieergebnisses
Reflex, der	unwillkürliche Reaktion eines Muskels auf einen von außen kommenden Reiz
Reflux, der	Sodbrennen; Aufstoßen von Magensäure
refraktär	Medizin: Erkrankung, welche auf die Therapie nicht anspricht, z. B. refraktäre Parodontitis
Regeneration, die	Heilung, Wiederherstellung
Regio, die	Bereich, Abschnitt, z. B. eines Körperteils
Registrat, das	Aufzeichnung, z. B. Bissregistrat
Regress, der	Schadensersatz, Rückforderung
regular body (engl.)	mittelfließendes Abformmaterial; mittelviskös
Rehabilitation, die	Maßnahmen zur Wiederherstellung von Form und Funktion eines kranken Organs
Reimplantation, die	Wiedereinpflanzung
Reinfektion, die	erneute Ansteckung
Reinigungs- und Desinfektions-Gerät, das (RDG; Thermo-desinfektor)	Gerät zur maschinellen Instrumentendesinfektion
Reizdentin, das	▸ Tertiärdentin
Rekonvaleszenz, die	Genesungsphase, Gesundungsphase

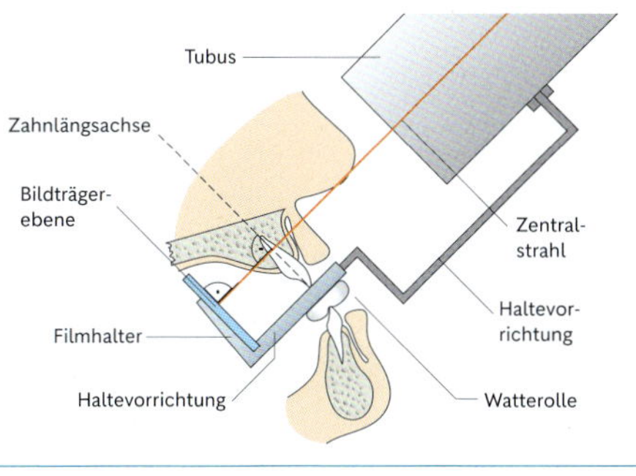

Rechtwinkeltechnik

Begriff	Erklärung
rektale Applikation, die	Darreichung von Medikamenten über den Mastdarm; z. B. Suppositorien
Rektum, das	Mastdarm S. 37
relative Trockenlegung, die	▸ Trockenlegung
Relaxans, das	Arzneimittel zur Erschlaffung, z. B. der Muskulatur
Remineralisation, die (Remineralisierung; Verb remineralisieren)	erneute Verkalkung der Zahnhartsubstanz; Einbau von Kalzium, Phosphat, Fluorid in den Schmelz S. 74
Remontage, die	erneutes Einartikulieren einer ZT-Arbeit zur Okklusions- und Artikulationskontrolle
renal	die Niere betreffend
reparabel	heilbar, wiederherstellbar; Ggs. irreparabel
reponieren (Subst. Reposition)	wieder einrichten; wieder in die ursprüngliche Position bringen; Ggs. luxieren
resezieren (engl. to resect; Subst. Resektion)	operatives Weg- bzw. Ausschneiden
residual	zurückbleibend, z. B. residuale Zyste
residuale Zyste, die	Zyste, die sich aus einer nicht vollständig entfernten Zyste entwickelt
Resilienz, die	Dehnungs- und Rückstellungsvermögen, z. B. der Schleimhaut, z. B. Resilienzteleskop
resistent (Subst. Resistenz)	widerstandsfähig
resorbieren (Subst. Resorption)	aufsaugen, aufnehmen
Respiration, die	Atmung; Einteilung: 1) äußere Atmung, 2) innere Atmung
Restauration, die (engl. restauration)	ZHK: Bez. für Füllungen, Kronen und Brücken
Restitutio ad integrum, die	Wiederherstellung des ehemaligen Zustandes
Retainer, der	festsitzendes KFO-Gerät zur Erhaltung der erreichten Zahnstellung
Retention, die (Adj. retiniert)	Halt, Verankerung, Zurückhalten, z. B. von ZE oder in der KFO, z. B. durch Unterschnitte
Retentionsmuster, das	Verankerungsmuster für Füllungen, das durch Anätzung der Zahnhartsubstanzen entsteht
Retentionsstelle, die (engl. hard-to-reach area)	natürliche oder durch eine Restauration entstandene Stelle, die eine Plaqueansammlung fördert
Retraktion, die	Zurückziehen, Schrumpfen, z. B. Retraktionsfäden

Begriff	Erklärung
Retrogenie, die	zurückliegender UK
Retrognathie, die	zurückliegender Kiefer; früher nur für OK
retrograd	rückwärts; von der Wurzelspitze her, z. B. bei Wurzelfüllung bei einer WSR; Ggs. orthograd
retrograder Verschluss	intraoperative Füllung an der Wurzelspitze nach WSR
retromolar	hinter einem Molar
Retrusion, die (Adj. retrudiert)	1) Rückschubbewegung des UK; Ggs. Protrusion, 2) nach hinten stehende Frontzähne
Revelator, der (engl. plaque-disclosing liquid)	Lösung zum Anfärben von Plaque
reversibel	umkehrbar; Ggs. irreversibel
Revision, die	ZHK: Erneuerung, z. B. einer Wurzelfüllung
Rezept, das (engl. prescription)	schriftl. Anweisung eines/einer Arztes/Ärztin an einen Apotheker zur Abgabe von Medikamenten
Rezession, die	Rückgang, Schwund, z. B. des Zahnfleisches
Rezidiv, das	Wiederauftreten einer Erkrankung, z. B. Kariesrezidiv
rezidivierend	wiederkehrend, z. B. eine Erkrankung
Rhagade, die	Schrunde; Einriss in der Haut, z. B. an den Lippen oder am Mundwinkel 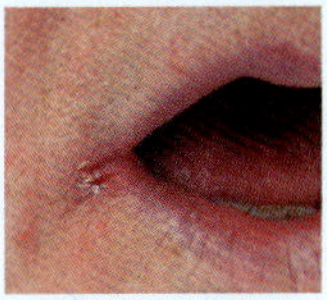
Rhesusfaktor, der (Rh-Faktor)	vererbbares Merkmal der roten Blutkörperchen; 1) Rh+ = Rh-positiv, 2) Rh– = Rh-negativ
Rheumatismus, der	schmerzhafte Erkrankung der Gelenke, Sehnen, Muskeln oder Nerven
Riegel, der	herausklappbares Verbindungselement zwischen Restzahnbestand und einer herausnehmbaren Teilprothese
RKI	**R**obert **K**och-**I**nstitut
Röntgen-Messaufnahme, die	ZHK: Anfertigung eines Röntgenbildes zur Längenbestimmung des Wurzelkanals
Röntgenpass, der	Dokumentation aller an einer Person durchgeführten Röntgenuntersuchungen
Röntgenröhre, die	technische Baueinheit in einem Röntgengerät; erzeugt Röntgenstrahlen
Röntgenstatus, der	Anfertigung mehrerer intraoraler Zahnfilme zur Abbildung aller Zähne von OK und UK
Röntgenstrahlen (engl. X-rays)	energiereiche, elektromagnetische Wellen; machen z. B. knöcherne Strukturen sichtbar

Begriff	Erklärung
Röntgentechniken	ZHK: unterschiedl. Techniken zur Einstellung des Röntgentubus; 1) ▸ Paralleltechnik, 2) ▸ Rechtwinkeltechnik, 3) ▸ Halbwinkeltechnik
Röntgenverordnung, die (RöV)	Vorschriften zur Anwendung von Röntgenstrahlen
Root Planing, das (engl.)	Glättung einer Zahnwurzeloberfläche im Rahmen einer Parodontalbehandlung S. 81
rosa Ästhetik, die	Bez. für das Aussehen des Zahnfleisches nach unterschiedlichen ZA-Eingriffen
Rotation, die	Drehung, z. B. von Zähnen
Rotationsmethode nach Fones, die	Zahnputztechnik für Kinder bis zum 7. Lebensjahr S. 111
Rot-Weiß-Methode, die	Zahnputztechnik; Auswischbewegungen von rotem Zahnfleisch zum weißen Zahn
RöV	▸ **Rö**ntgen**v**erordnung
RR	Blutdruck nach **R**iva **R**occi
Rr.	Rami; ▸ Ramus
Rubor, der	Rötung; Kardinalsymptom einer Entzündung
Rückbiss, der	▸ Distalbiss
Rückenschutzplatte, die	Gestaltungsart einer Modellgussprothese, v. a. Frontprothesenzähne werden oral in Metall eingefasst
Rudiment, das	verkümmerte Form eines Organs oder Körperteils, z. B. Zahnrudiment
Rugae	Gaumenfalten
Ruheposition, die (engl. postural rest position; Ruheschwebelage)	unbewusster, interokklusaler Abstand der OK- und UK-Zähne bei entspannter Körperhaltung

Begriff	Erklärung
Saccharide (Einz. das Saccharid)	Kohlenhydrate, z. B. Monosaccharide
Saccharin, das	▸ Zuckerersatzstoff; zählt zu den Süßstoffen und ist daher kaum kalorisch
Saccharose, die	Rüben-, Rohrzucker; Disaccharid aus Glukose und Fruktose
Sachverständigenprüfung, die	alle fünf Jahre vorgeschriebene technische Prüfung einer Röntgeneinrichtung
Sägemodell, das	Hartgipsmodell in der ZT zur Herstellung von Kronen, Inlays und Brücken
sagittal	Körperrichtung von hinten nach vorne; wie ein Pfeil, der durch den Körper dringt
Sagittalebene, die	senkrechte, von vorn nach hinten verlaufende Körperebene S. 12

Begriff	Erklärung
Salivation, die	Speichelfluss; Absonderung von Speichel
Salzfluoridierung, die	systemische Fluoridierungsart; Kochsalz werden 250 mg/kg Fluoride zugesetzt
Sandwichabformung, die	einzeitig-zweiphasige Abformung; vgl. ▸ Doppelmischabformung
Sanierung, die	Therapie eines massiv zerstörten Gebisses mithilfe aller zahnärztlich notwendigen Mittel
Sapientes, die	Weisheitszähne; Einz.: ▸ Dens sapiens S. 11
SARS-CoV-2	med. Fachbezeichnung für das Coronavirus
Saumepithel, das	Verwachsung der marginalen Gingiva mit dem Zahn; 1) inneres S., 2) äußeres S. S. 98
Säure, die	chemische Verbindung mit ▸ pH-Wert < 7; Ggs. Base
Säure-Ätz-Technik, die	▸ Adhäsivtechnik
SBI	▸ **S**ulkus-**B**lutungs**i**ndex
Scaler, der	Handinstrument zur Zahnreinigung; dreieckiger Querschnitt; läuft spitz zu
Scaling, das (engl.)	Reinigung der Wurzeloberflächen von Biofilm; vgl. ▸ Kürettage
Schädelknochen, der	knöcherner Aufbau des Kopfes; 1) Hirnschädel, 2) Gesichtsschädel S. 112; ▸ Tab. S. 134
Schaltlücke, die	Zahnlücke innerhalb einer geschlossenen Zahnreihe; Ggs. Freiendlücke
Scharnierachse, die	ZHK: Rotationsachse des Kiefergelenks
Scherhöcker, der	nicht tragender Höcker der Seitenzähne; OK bukkal, UK lingual im eugnathen Gebiss
Schichttechnik, die	Auftragen und Aushärten von Kompositmaterial in eine Kavität in kleinen Portionen
Schiene, die	Bez. für unterschiedliche Maßnahmen: 1) Stabilisierung von Zähnen oder Frakturen, 2) bei Parafunktionen
Schlaganfall, der	Gehirnschlag; Ausfall unterschiedlicher Hirnregionen als Folge einer Sauerstoffunterversorgung
Schlifffacette, die	Spuren auf den Zähnen durch Abrasion oder Attrition

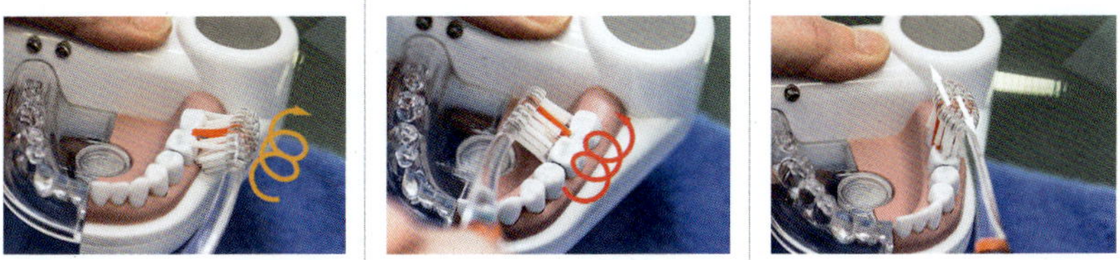

Putztechnik nach Fones: Außenflächen, Innenflächen, Kauflächen

Begriff	Erklärung
Schlotterkamm, der	verschiebbares, bewegliches Weichgewebe auf dem Alveolarkamm
Schmalkiefer, der	zu schmaler Zahnbogen in transversaler Richtung
Schmelz, der	▸ Zahnschmelz
Schmelzhypoplasie, die	Unterentwicklung des Zahnschmelzes
Schmelzkaries, die	▸ Caries superficialis S. 34
Schmelzreifung, die	Umbau der Schmelzmatrix vor und nach dem Zahndurchbruch
Schmierinfektion, die (Kontaktinfektion)	Ansteckung mit Krankheitserregern durch das Berühren kontaminierter Gegenstände
Schmierschicht, die (engl. smear layer)	feine Schicht aus Blut-, Eiweiß-, Dentin- und Speichelbestandteilen in einer Kavität als Rückstand nach der Präparation
Schneidekantendistanz, die (SKD)	Abstand der Schneidekanten bei maximaler Mundöffnung; Norm: 40 bis 52 mm

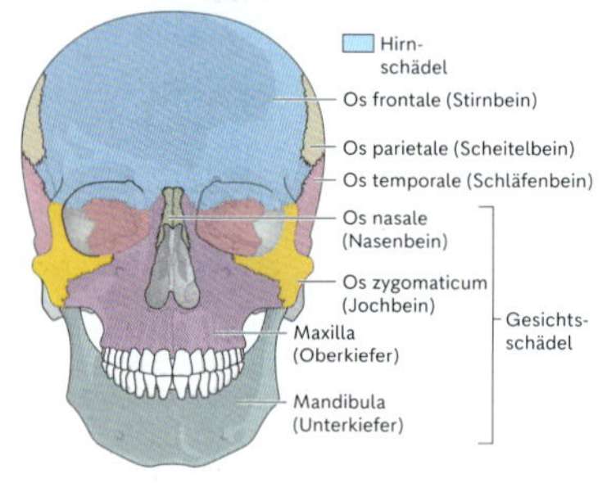

Hirnschädel und Gesichtsschädel

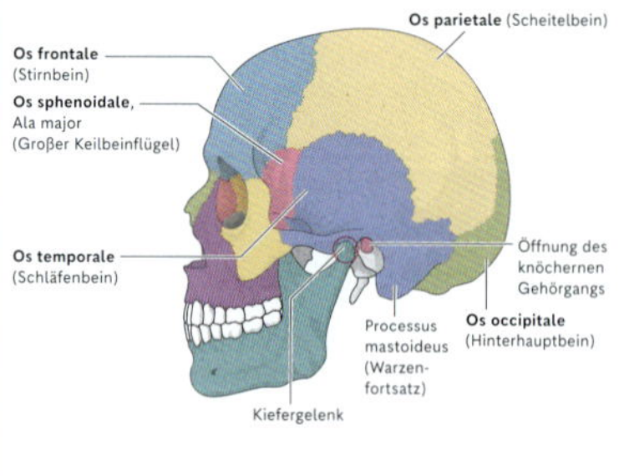

Hirnschädelknochen

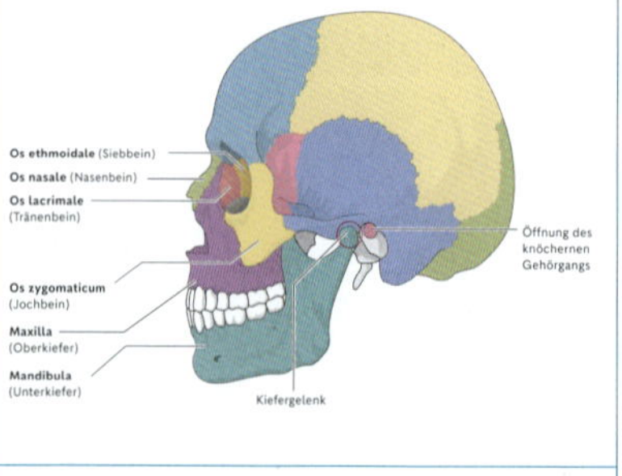

Gesichtsschädelknochen

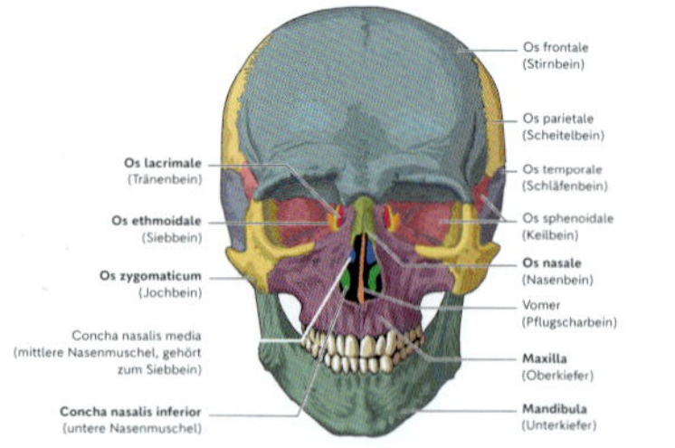

Schädel von vorne. Gesichtsschädelknochen; das Gaumenbein ist nicht abgebildet

Begriff	Erklärung
Schneider'sche Membran, die	Schleimhautepithel der Nasennebenhöhlen; trennt Kieferhöhlenschleimhaut vom Kieferhöhlenboden
Schock, der	akutes Kreislaufversagen mit Störungen in der Blut- und damit Sauerstoffversorgung von Organen; unterschiedliche Ursachen
Schocklage, die	Notfallmaßnahme im Schockzustand: Beine hoch, Oberkörper tief lagern
Schröder'sche Lüftung, die	Trepanation des Kieferknochens; Druckentlastung bei apikalen Abszessen
Schwebebrücke, die	Brücke mit ▸ Brückengliedern, die nicht auf der Schleimhaut aufliegen
Sealer, der	1) Zement zur Wurzelkanalfüllung, 2) Material zur Fissurenversiegelung
Sedativum, das (Mehrz. Sedativa)	Beruhigungsmittel
Sedierung, die (engl. sedation)	meist medikamentöse Beruhigung einer/eines Pat.
Segment, das	Abschnitt
Seitenzähne	Bez. für Prämolaren und Molaren; ▸ Frontzähne S. 10; S. 11
Sekret, das	von einer Drüse produzierter und abgesonderter Stoff, z. B. Speichel
Sekundärheilung, die	verzögerte Heilung von Wunden; von innen nach außen
Sekundärkaries, die	kariöse Defekte; 1) im Randbereich von zahnärztlichen Restaurationen, 2) nach nicht vollständigem Entfernen von Karies
Sekundärteil, das (Außenteleskop)	Teil eines Teleskops; ist mit herausnehmbarem ZE verbunden; kann über das Primärteil geschoben werden; Halt durch Reibungskräfte der beiden Teile S. 119
Semilunarklappe, die	Taschenklappe; am Anfang der Aorta und am Ausgang der Lungengefäße des Herzens S. 36
semipermeabel	halbdurchlässig
senil	greisenhaft, im Alter auftretend
Sensibilitätsprüfung, die	▸ Vitalitätsprüfung
sensible Nerven	Nerven, die Wahrnehmungen der Sinneszellen an das Zentralnervensystem weiterleiten S. 92
sensorisch	Wahrnehmung durch die Sinnesorgane; die Sinnesorgane betreffend
separieren	trennen, auseinanderdrängen
Sepsis, die	Blutvergiftung
septisch	infiziert, mit Krankheitskeimen behaftet; Ggs. aseptisch

Begriff	Erklärung
Septum, das	Trennwand, Herzscheidewand, z. B. Knochenseptum S. 36
Sequester, der	abgestorbenes Knochenstück
serös	dünnflüssig, wässrig, z. B. Speichel; Ggs. mukös
Serum, das	flüssiger Anteil des geronnenen Blutes ohne Fibrinogen
Set, das	Instrumentensatz
sezernieren	absondern von Sekret
Sharpey-Fasern	Bindegewebsfasern zwischen Wurzelzement und Alveolarknochen; federnde Befestigung des Zahnes S. 98
Sialografie, die	▸ Adenografie
Silberbromid, das	licht- und röntgenempfindliche chem. Verbindung; Bestandteil von Röntgenfilmen
Silikon, das	irreversibles, elastisches Abformmaterial, z. B. zur Abformung präparierter Zähne
Simultanimpfung, die	Impfung, die aktiven und passiven Schutz gewährt
sinister	links; Ggs. dexter
Sinus frontalis, der	Stirnhöhle; paarig angelegter Hohlraum im Stirnbein; zählt zu den Nasennebenhöhlen S. 91; S. 100
Sinus maxillaris, der (Antrum)	Kieferhöhle; paarig angelegter Hohlraum in der Maxilla; zählt zu den Nasennebenhöhlen S. 91
Sinus sphenoidalis, der	Keilbeinhöhle; paarig angelegter Hohlraum im Keilbein; zählt zu den Nasennebenhöhlen S. 100
Sinusitis maxillaris, die	Kieferhöhlenentzündung; kurz: Sinusitis
Sinusknoten, der	Nervengeflecht am Herzen zur Erregung des Herzschlags
Sinuslift, der	Anhebung der Kieferhöhlenschleimhaut zur Augmentation bei Implantaten im OK
Situationsabformung, die (anatomische Abformung)	Abformung, bei der bezahnte oder unbezahnte Kiefer mit umgebenden Schleimhäuten und Bändern abgeformt werden; meist mit ▸ Alginat
Situs, der	anatomische Lage, z. B. von Organen
Skalpell, das	chirurg. Messer
SKD	▸ **S**chneide**k**anten**d**istanz
Skelett, das	Knochengerüst des Körpers
Skorbut, der	Vitamin-C-Mangel-Erkrankung bei Menschen; Symptome u. a.: Zahnfleischbluten, Zahnausfall
Sockeln, das	Aufbringen einer ausgegossenen Abformung auf einen Gipsunterbau
Sofortimplantation, die	Einbringen eines Implantates im Anschluss an eine Extraktion eines Zahnes
somatisch	den Körper betreffend

Begriff	Erklärung
Sonde, die (engl. probe)	spitzes Instrument, z. B. zur Kariesdiagnostik
sonoabrasive Systeme	Instrumente zur Präparation auf Schall- bzw. Ultraschallbasis
Soor, der	▸ Candidose S. 33
Sorbit, der (Sorbitol)	▸ Zuckeraustauschstoff
Spanngummi, das	▸ Kofferdam
Spasmolytikum, das	krampflösendes Mittel
Spasmus, der	Krampf, Muskelkrampf
Speicheldrüsen	kleine oder große Drüsen, die Speichel produzieren; Einteilung der großen S.: 1) Glandula parotidea, 2) Glandula sublingualis, 3) Glandula submandibularis unten
Speichelstein, der	in den Ausführungsgängen der Speicheldrüsen liegende Verkalkung
Speicheltest, der	Analyse des Speichels auf unterschiedliche Parameter wie z. B. Bakterien, Speichelmenge
spezifisch	typisch, speziell, eigen
Spina, die	Dorn, Stachel
Spina nasalis anterior, die	spitzer Dorn am Kamm des knöchernen OK unterhalb der Nase
Spirochäten (Einz. die Spirochäte)	schrauben- bzw. spiralförmige Mikroorganismen S. 28
Spongiosa, die (Substantia spongiosa)	lockere, schwammartige Substanz im Knocheninneren S. 79
Spore, die	Dauerform von Mikroorganismen
Spreader, der	Instrument zur Wurzelkanalfüllung
Spurenelemente	Mineralstoffe, welche der Körper in sehr kleinen Mengen benötigt, z. B. Zink
Sputum, das	abgehusteter Auswurf

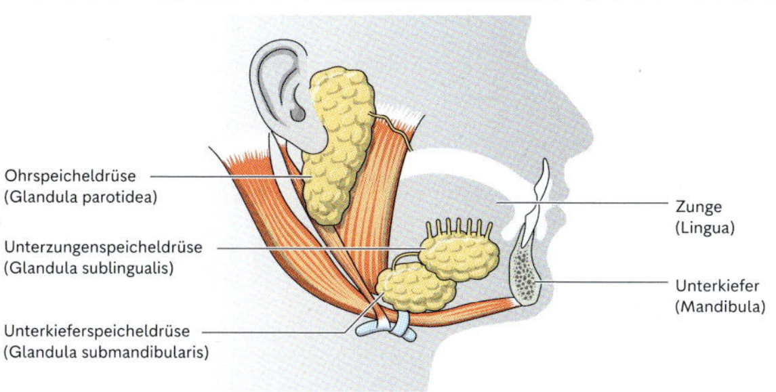

Die drei großen Speicheldrüsen

Begriff	Erklärung
Staging, das	Schweregrad einer Erkrankung
Staphylokokken (Einz. der Staphylokokkus)	kugelförmige Bakterien; Eiter erzeugend
Stase, die	Stauung, v. a. des Blutes
stationäre Behandlung, die	meist mehrtägige Behandlung einer/eines Pat. auf einer Bettenstation (meist im Krankenhaus)
Status, der	Beschreibung eines Gesundheits- bzw. Krankheitszustandes, z. B. PA-Status
Steg, der	Verankerungselement einer Teilprothese; starre Verbindung zwischen zwei Kronen
Stenose, die	Verengung von Körperöffnungen oder -kanälen, z. B. Blutgefäße
Step-back-Technik, die	Technik zur Wurzelkanalaufbereitung
Step-down-Technik, die	Technik zur Wurzelkanalaufbereitung
steril	1) keimfrei, 2) unfruchtbar
Sterilgut, das	Sammelbez. für keimfreie Medizinprodukte
Sterilisation, die (engl. sterilization; Verb sterilisieren)	Technik bzw. Vorgang, bei dem ein Gegenstand keimfrei gemacht wird
Sterilisationskontrollbuch, das	Dokumentationsbogen oder -buch für die einzelnen Sterilisationschargen
Sterilisator, der	Gerät zur Sterilisation
Stethoskop, das	Gerät zum Abhören von Körpergeräuschen
Stiftaufbau, der	pulpärer Stift zum Aufbau einer zerstörten Zahnkrone; 1) konfektionierter S., 2) gegossener S.
Stillman-Technik, die	Zahnputztechnik bei Rezessionen und keilförmigen Defekten
Stoffwechsel, der	alle Vorgänge zum Ab- und Umbau von Nährstoffen und zur Ausscheidung der Endprodukte
Stoma, das	1) Mundöffnung, 2) künstlicher Ausgang, z. B. Darmausgang
Stomatitis, die	Mundschleimhautentzündung
Strahlenexposition, die	Einwirken von Röntgenstrahlen auf den Menschen
Strahlenschäden	unterschiedliche Auswirkungen von Schäden durch Röntgenstrahlen; 1) genetische S., 2) somatische S., 3) teratogene S.
Strahlenschutz, der (engl. radiaton protection)	ZHK: alle Maßnahmen zum Schutz v. a. vor Röntgenstrahlen
Streptococcus mutans, der	Karies verursachende Bakterienart; kugelförmig

Begriff	Erklärung
Streptokokken (Einz. der Streptokokkus)	kugelförmige, kettenförmig angeordnete Bakterien
Streustrahlen	Röntgenstrahlen, welche durch Ablenkung ihre Richtung verändern
Strip, der	ZHK: Streifen zur interdentalen Füllungspolitur
Stripping, das (engl.)	Abtragung von Zahnschmelz im Gebiet des Kontaktpunktes
Stufenpräparation, die	Präparationsart mit einer rechtwinkligen Fläche an der Präparationsgrenze, v. a. für vollkeramische Restaurationen S. 104
Stumpf, der (engl. stump)	präparierte Zahnkrone
Stützstiftregistrierung, die	Technik zur Kieferrelationsbestimmung, v. a. bei zahnlosen Kiefern
subgingival	unter dem Zahnfleischsaum
Subkutis, die (Subcutis)	Unterhaut; fettreiche Schicht der ▸ Haut
sublingual	unter der Zunge liegend, z. B. sublingualer Abszess S. 14
Sublingualbügel, der	Unterzungenbügel; Ausgleichselement einer Teilprothese im UK; verbindet die einzelnen Prothesensättel untereinander S. 54
sublinguale Applikation, die	Arzneimittelgabe unter die Zunge
submandibulär	unter dem UK liegend, z. B. submandibulärer Abszess S.14
submukös	unter der Schleimhaut liegend, z. B. submuköser Abszess
subperiostal	unter der Knochenhaut liegend, z. B. subperiostaler Abszess
Substantia, die (lat.)	Substanz, z. B. Substantia adamantina
Substantia adamantina, die	▸ Zahnschmelz
Substrat, das	Nährstoff, Nährboden
Suggestion, die	Eingebung, z. B. Beeinflussung durch Hypnose
Sulkus, der (Zahnfleischsulkus, Sulcus gingivae)	Zahnfleischfurche; rillenförmige Vertiefung zwischen marginaler Gingiva und Zahn S. 98
Sulkus-Blutungsindex, der (SBI)	Entzündungsindex der Gingiva; beim vereinfachten SBI wird nur die Anzahl der Taschenblutung bestimmt
Sulkusrand, der	Rand der Zahnfleischfurche am Übergang vom Zahnfleisch zum Zahnschmelz
superficial	oberflächlich
superior	oberhalb; Ggs. inferior

Begriff	Erklärung
Suppositorium, das (Mehrz. Suppositorien)	Zäpfchen
supragingival	über dem Zahnfleisch, oberhalb des Zahnfleischrandes
Suprakonstruktion, die	prothetische Konstruktion über den Implantaten, z. B. Krone, Brücke, Prothese
supraorbital	oberhalb der Augenhöhle gelegen; Ggs. infraorbital
Suspension, die	feinste Verteilung fester Stoffe in Flüssigkeiten
Sutur, die	Knochennaht zwischen den einzelnen Schädelknochen
Symbiose, die	Zusammenleben zweier Lebewesen zum gegenseitigen Nutzen
Symmetrie, die	Regelmäßigkeit, Gleichmäßigkeit; Ggs. ▸ Asymmetrie
Sympathikus, der	Teil der Nervenfasern des vegetativen Nervensystems; aktiviert unterschiedliche Körperfunktionen; vgl. Parasympathikus
Symphyse, die	knorpelige Verbindung zweier Knochen
Symptom, das (Adj. symptomatisch)	Krankheitszeichen
Synapsen (Einz. die Synapse)	Kontaktstellen zu Muskeln oder anderen Nerven am Ende des Axons einer Nervenzelle
Synkope, die	Ohnmacht; harmlose Störung der Hirndurchblutung
Synovia, die	Gelenkschmiere; wird von der inneren Schicht der Gelenkkapsel abgesondert, z. B. im ▸ Kiefergelenk
systemisch	ein Stoff wirkt auf den ganzen Körper; wird über die Blutbahn verteilt; Ggs. lokal
Systole, die	Zusammenziehen eines muskulösen Hohlorgans; meist Bez. für die S. des Herzens
systolisch	die Systole betreffend; Ggs. diastolisch
systolischer Blutdruck	Blutdruck während der Kontraktion des Herzmuskels
Tachykardie, die	zu hohe Pulsfrequenz
Tamponade, die	Mull- oder Gazestreifen zum Einbringen in eine Wunde; meist mit Medikament bestückt
Tangentialpräparation, die	Präparationsart mit geringem Substanzabtrag, v. a. für rein metallische Restaurationen S. 104
Tasche, die	▸ Zahnfleischtasche
Taschentiefe, die (engl. pocket depth)	mit einer PA-Sonde gemessener Abstand vom Boden einer Zahnfleischtasche bis zum Zahnfleischrand
TBC	▸ Tuberkulose
Tegument, das	Bez. für die die Alveolarfortsätze bedeckende Schleimhaut bei zahnlosem Kiefer
Teilkrone, die	Kronenart, bei der die Zahnkrone nur teilweise ersetzt wird

Begriff	Erklärung
Teilkronenbrücke, die	Brücke mit Teilkronen als ▸ Brückenanker
Teilprothese, die (engl. partial denture)	▸ partielle Prothese
Teleskop, das (Doppelkrone)	Verankerungselement zur Befestigung von festsitzendem und herausnehmbarem ZE; Aufbau: ▸ Primärteil und ▸ Sekundärteil; Gestaltung: Parallelteleskop und Konusteleskop unten
teleskopierende Totalprothese, die	▸ Coverdenture-Prothese
temporal	das Schläfenbein betreffend
temporär	vorübergehend, z. B. temporäre Krone
temporo-mandibuläre Dysfunktion, die (TMD)	Bez. für unterschiedliche Störungen des Kiefergelenks, der Kaumuskulatur und der umgebenden Strukturen
terminal	das Ende betreffend
Terminalanästhesie, die	▸ Infiltrationsanästhesie
Terminologie, die	wissenschaftliche Fachsprache
Tertiärdentin, das	Reizdentin; gebildet durch Reizung des Endodontiums
Tetanie, die	Krampfzustand; Ursache: neuromuskuläre Übererregbarkeit
Tetanus, der	Wundstarrkrampf; bakterielle Infektionskrankheit durch Clostridium tetani
Therapie, die	Behandlung einer Erkrankung
Thermodesinfektor, der	▸ Reinigungs- und Desinfektionsgerät
thermoplastisch	durch Wärme verformbar
Thixotropie, die	Strukturviskosität; Materialien, die durch Druck fließfähig werden
Thorax, der	Brustkorb
Thrombose, die	Verstopfung eines Blutgefäßes durch einen Thrombus

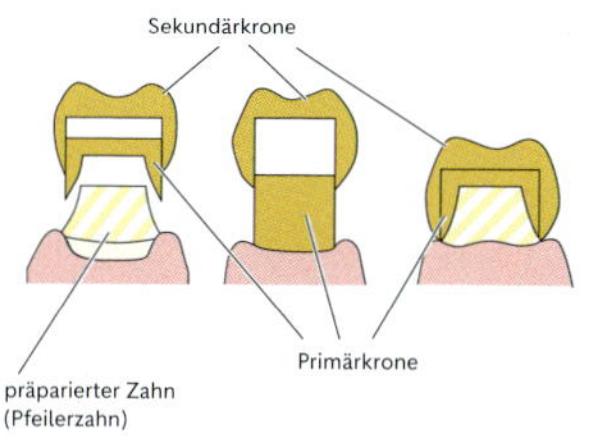

Teleskop

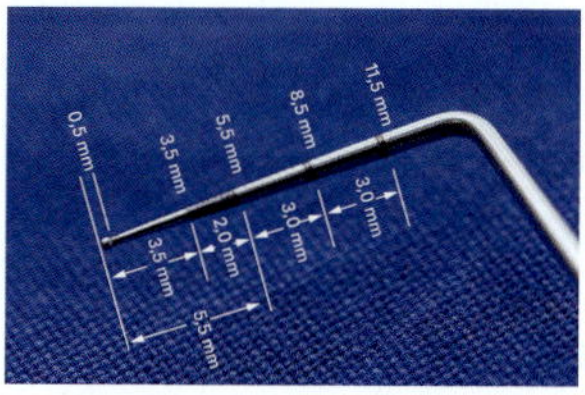

WHO-Sonde

Begriff	Erklärung
Thrombozyten (Einz. der Thrombozyt)	Blutplättchen; erfüllen wichtige Funktion bei der Blutgerinnung S. 29
Thrombozytenaggregation, die	Verklumpen der Thrombozyten
Thrombus, der	durch Blutgerinnung in Gefäßen entstandenes Blutgerinnsel; Blutpfropf
tiefer Biss	Bissanomalie, bei der die OK-Schneidezähne bei Zusammenbiss mehr als 3 mm über die UK-Schneidezähne ragen
Tiefziehverfahren, das	ZHK: Verfahren zur Herstellung von Kunststoffschienen
Tinnitus, der	Ohrengeräusche, Ohrensausen
Titer, der	Gehalt einer Lösung an wirksamen Stoffen, v. a. Gehalt der Antikörper im Blut
TMD	▸ **t**emporo-**m**andibuläre **D**ysfunktion
Toleranz, die	Verträglichkeit; Ggs. Intoleranz
Tomes-Fasern	▸ Odontoblastenfortsätze
Tonsilla palatina, die	Gaumenmandel S. 9; S. 100
Tonsilla pharyngea, die	Rachenmandel S. 100
Tonsillitis, die	Mandelentzündung
Tonus, der	Spannungszustand der Gewebe bzw. Muskeln
Topografie, die	Lagebeziehung der einzelnen Organe zueinander
Torque, das (engl. für Drehmoment)	gezielte Drehbewegung
Torsion, die	Drehung, Achsdrehung
Torus, der	knöcherner Vorsprung; ZHK: T. mandibulae (UK-Wulst), T. palatinus (Gaumenwulst)
Totalprothese, die (engl. complete denture; Vollprothese)	herausnehmbarer ZE aus Kunststoff; Indikation: bei völliger Zahnlosigkeit
touchieren	bepinseln, lackieren
Toxin, das	Giftstoff
toxisch	giftig
Trabekel, das	Bälkchen; Knochenbälkchen
Trachea, die	Luftröhre S. 100
Tracheotomie, die	Luftröhrenschnitt, ▸ Koniotomie
Tragus, der	Ohrecke; knorpeliger Vorsprung in der Mitte des Vorderrandes der Ohrmuschel
transdentale Fixation, die	Befestigung lockerer Zähne über Wurzelkanalstifte, welche im Knochen verankert sind
Transfusion, die	Einbringen von Blut oder anderen Flüssigkeiten in den Körper

Begriff	Erklärung
transgingival	durch das Zahnfleisch hindurch
transluzent	durchscheinend, lichtdurchlässig, transparent
Transmitter, der	Botenstoff, v. a. an Nervenenden
Transplantation, die (Verb transplantieren)	Verpflanzung eines lebenden Gewebes, z. B. Schleimhauttransplantation
transversal	quer verlaufend
Transversalbügel, der	Gaumenplatte; Ausgleichselement einer Teilprothese im OK; verbindet die einzelnen Prothesensättel untereinander S. 54
Transversalebene, die	Horizontalebene durch den Körper S. 12
Trauma, das	Verletzung durch äußere Gewalteinwirkung; 1) körperlich, 2) psychisch
traumatisch	die Verletzung betreffend
Tray, das	Instrumentenbehälter, -tablett
Tremor, der	Muskelzittern
Trepanation, die	Eröffnung der Pulpahöhle
Trepanbohrer, der	Hohlzylinderbohrer, z. B. zur Gewinnung von Knochenmaterial aus dem Kiefer
Trifurkation, die	Dreigabelung; Gabelungsstelle der Wurzeln bei dreiwurzeligen Zähnen
Trigeminus, der	Kurzbez. für ▸ N. trigeminus
Trigeminusneuralgie, die	Gesichtsschmerz; anfallsartige, meist einseitige Schmerzen im Versorgungsgebiet des N. trigeminus
Trikuspidalklappe, die	„Dreisegelklappe“; Segelklappe zwischen rechtem Vorhof und rechter Kammer; ▸ Herzklappen S. 36
Trinkwasserfluoridierung, die	Anreicherung des Trinkwassers mit Fluoriden zur systemischen Fluoridierung
Trisomie 21, die	▸ Down-Syndrom
Trituration, die	ZHK: Vermischung von ▸ Alloy und ▸ Quecksilber zum Endprodukt ▸ Amalgam
Trockenlegung, die	ZHK: Herstellen eines möglichst speichel-, blut- und flüssigkeitsfreien Arbeitsfeldes; 1) absolute T. mittels ▸ Kofferdam, 2) relative T. mittels Watterollen und Speichelsauger S. 76
Tröpfcheninfektion, die	Ansteckung mit Keimen, v. a. durch Einatmung von fein vernebelten Erregern
Tuba auditiva, die (Eustachische Röhre)	Ohrtrompete; Gang zwischen Mittelohr und Rachen; dient dem Druckausgleich S. 100
Tuber, der (Tuber maxillae)	Höcker; Vorsprung des Alveolarkammes hinter den Weisheitszähnen des OK S. 87

Begriff	Erklärung
Tuberabriss, der	Fraktur und dadurch vollständige Entfernung des Tubers; Komplikationsmöglichkeit bei der Entfernung von OK-Weisheitszähnen
Tuberanästhesie, die	Infiltrationsanästhesie der Nn. alveolares posteriores superiores des N. maxillaris an ihrem Eintritt in den Tuber
Tuberculum articulare, das	Gelenkhöckerchen; Teil des Schläfenbeins, auf den das Gelenkköpfchen des UK bei der Mundöffnung gleitet; ▸ Kiefergelenk S. 76
Tuberculum carabelli, das	überzähliger mesio-palatinaler Höcker an den ersten Molaren im OK; Vorkommen: ca. 60 %
Tuberkulose, die (Tb, TB, Tbc, TBC)	Infektionskrankheit, durch Tuberkelbakterien verursacht
Tuberkulum, das	zahnhalsnah, oral gelegene Verdickung des Zahnschmelzes der Schneidezähne
Tubulus, der (Mehrz. Tubuli)	kleiner, röhrenförmiger Kanal
Tubus, der (lat. Röhre)	1) röhrenförmiger Aufsatz auf der Röntgenröhre zur Einhaltung eines bestimmten Abstandes zur Haut, 2) Röhre zur Einführung in die Luftröhre, um eine/einen Pat. zu beatmen
Tumor, der (engl. tumour, swelling)	1) Schwellung; Kardinalsymptom einer Entzündung, 2) Geschwulst, Zellwucherung
Tunnelierung, die	Bez. für die parodontalhygienische Erweiterung einer ▸ Bi- oder ▸ Trifurkation
Turbine, die	Übertragungsinstrument; mit Druckluft angetrieben 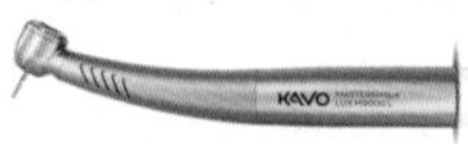
Twinkle, der (engl. blitzen)	Zahnschmuck
Überabformung, die (Sammelabformung)	Abformung über Gerüste oder Primärteleskope bei der Einprobe; meist mit individuellem Löffel
Überbiss, der (engl. overbite)	▸ Overjet
überempfindliche Zähne (engl. hypersensitive teeth)	Beschwerden auf z. B. Wärme bzw. Kälte durch freiliegendes Dentin, v. a. am Übergang vom Zahnhals zur Zahnwurzel
Überextension, die	zu große Ausdehnung, z. B. einer Prothesenbasis
Überinstrumentierung, die	Aufbereitung eines Wurzelkanals über das F. apikale
Überkappung, die (engl. pulp capping)	medikamentöse Einlage vor einer Füllung bei pulpanaher Karies zur Vitalerhaltung; Einteilung: 1) ▸ direkte Ü., ▸ indirekte Ü. S. 31; S. 69
Überstopfen, das	Überfüllen eines Wurzelkanals über das F. apikale

Begriff	Erklärung
Übertragungsbogen, der	▸ Gesichtsbogen
Übertragungsinstrumente	Instrumente, die eine gewünschte Drehzahl auf rotierende Instrumente (Bohrer) übertragen; Einteilung: 1) ▸ Handstücke, 2) ▸ Winkelstücke, 3) ▸ Turbine
Ulkus, das (engl. ulcer; Ulzeration)	Geschwür; Oberflächendefekt der Haut oder Schleimhaut
Ultraschallgeräte	Geräte v. a. zur Entfernung von Zahnstein; schwingen mit 8000 bis 45 000 Hz
Umschlagfalte, die	Schleimhautfalte am Übergang der befestigten Gingiva in die Mukosa
Umstechungsnaht, die	Naht zur Blutstillung, zum Umnähen und Zusammenziehen des blutenden Gebietes
unter sich gehend	Bez. für Bereiche am Zahn oder Kiefer, die von anderen Bereichen überlagert werden; 1) erwünscht zur Retention bei Füllungen; 2) bereiten Probleme bei Abformungen und ZE 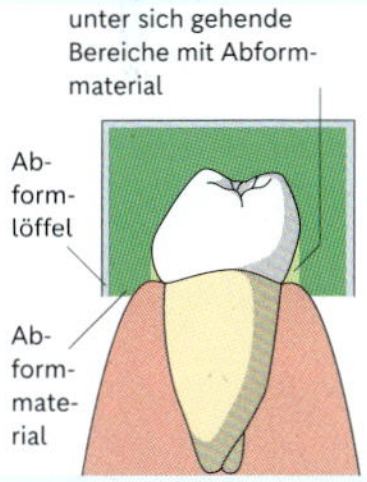 *unter sich gehende Stelle*
Unterfüllung, die (engl. cavity base)	ZHK: Schutz pulpanaher Bereiche durch eine kleine Füllung; liegt unter der eigentlichen Füllung, v. a. bei metallischen Restaurationen
Unterfütterung, die	Verfahren zur Verbesserung des Prothesenhaltes; 1) direkte U., 2) indirekte U.
unterstützende Parodontaltherapie, die	▸ UPT
UPT (**u**nterstützende **P**arodontal**t**herapie)	regelmäßige Kontrolle nach ▸ AIT bzw. ▸ CPT zur Sicherung der vorangegangenen Therapien mit Taschensondierung, Mundhygienekontrolle und -unterweisung und vollständiger sub- und supragingivaler Reinigung der Zähne von Belägen
Urtikaria, die	Hautausschlag mit juckenden Quaddeln
Uvula, die	Zäpfchen; Gaumenzäpfchen; in der Mitte des weichen Gaumens frei herabhängend 👁 S. 9
UVV	**U**nfall**v**erhütungs**v**orschriften
V.	**V**ena; ▸ Vene
V2A-Stahl, der	**V**ersuchsreihe **2** aus **A**ustenitgefüge; ZHK: Einsatz von ▸ NEM-Legierungen
Vakuum, das	luftleerer Raum

Begriff	Erklärung
Vakzin, das (Mehrz. Vakzine)	Impfstoff aus lebenden oder toten Krankheitserregern
Validierung, die (Verb validieren)	Bewertung der Zuverlässigkeit eines Verfahrens, z. B. der Sterilisation
Valva, die (Mehrz. Valvae)	Klappe, z. B. Valva aortae; ▸ Herzklappen S. 36
variabel	veränderlich
Varizellen (Einz. die Varizelle)	Windpocken; Viruserkrankung mit typischen Pusteln
Vasodilatation, die	Erweiterung von Blutgefäßen
Vasokonstringens, das (Vasokonstriktor)	Substanz zur Gefäßverengung
Vasopressin, das	gefäßverengendes Hormon; chem. ähnlich aufgebaut ist z. B. Felypressin; Einsatz in Lokalanästhetika
vegetatives Nervensystem	▸ Nervensystem
Velum palatinum, das	▸ Palatum molle S. 9
Veneer, das	Keramik-Verblendschale zur ästhetischen Optimierung, v. a. der Frontzähne
Vene, die	Blutgefäß, das Blut zum Herzen führt, z. B. die obere Hohlvene S.36
Ventilrand, der (Funktionsrand)	Bez. für den Teil des Prothesenrandes einer Totalprothese, welcher der Umschlagfalte drucklos anliegt; entscheidendes „Bauteil“ für den Halt einer Totalprothese
ventral	vorn liegend; zum Bauch liegend
Ventrikel, der	1) Herz- oder Gehirnkammer, 2) bauchartige Verdickung, taschenartige Ausstülpung S. 36
Verbindungselement, das (Verankerungselement)	Bauteil, welches eine Teilprothese am Restzahnbestand verankert, z. B. Klammer
Verblendkrone, die	Krone mit einem Metallgerüst, das mit Kunststoff oder Keramik bedeckt wird; 1) vestibuläre V., 2) vollverblendete V.
Verblend-Metall-Keramik, die	▸ VMK
Verblendung, die (engl. facing; Verb verblenden)	aus Keramik oder Kunststoff bestehende ästhetische Beschichtung einer Verblendkrone
Verblockung, die	Verbund zweier Zähne oder Einzelkronen miteinander, z. B. aus Stabilitätsgründen
Verfärbungen (engl. discoulerings, stainings)	Beläge auf der Zahnoberfläche; nehmen Farbstoffe, z. B. aus Nahrungsmitteln, auf

Begriff	Erklärung
Vergüten, das	1) Maßnahmen zur Steigerung der Festigkeit von Metallen, 2) Verbesserung von Oberflächeneigenschaften, z. B. durch Polieren
Verlagerung, die	nicht achsengerechte Stellung eines Zahnes
Verruca, die	Warze
Verschattung, die	heller Bereich in einem Röntgenbild, z. B. durch Füllungen, Kronen; Ggs. Aufhellung
Verschiebelappen, der	unterschiedliche chirurg. Eingriffe zur Deckung von Schleimhautdefekten mit Körpergewebe aus der Nachbarregion
Versiegler, der	▸ Adhäsiv
Verstärkerfolie, die	fluoreszierende Folie in einer extraoralen Röntgenfilmkassette; Reduktion der Strahlenbelastung unten
versteckte Zucker	Kohlenhydrate in Lebensmitteln, in denen man primär keinen Zucker vermutet
vertikal	senkrecht; Ggs. horizontal
Vesikel, das	Bläschen
vestibulär	zum Mundvorhof, den Mundvorhof betreffend S. 10
Vestibulum, das (Vestibulum oris)	Mundvorhof; Raum zwischen Lippen und Zähnen S. 9
Vestibulumplastik, die	chirurg. Eingriffe, v. a. bei einer/einem zahnlosen Pat. zur Vertiefung der Umschlagfalte; Ziel: Verbesserung des Prothesenlagers
Via falsa, die	falscher Weg; seitliches Durchstoßen einer Zahnwurzel, z. B. bei der Wurzelkanalaufbereitung
Vipr.	▸ **Vi**talitäts**pr**üfung
Virulenz, die (Adj. virulent)	krank machende Wirkung eines Erregers

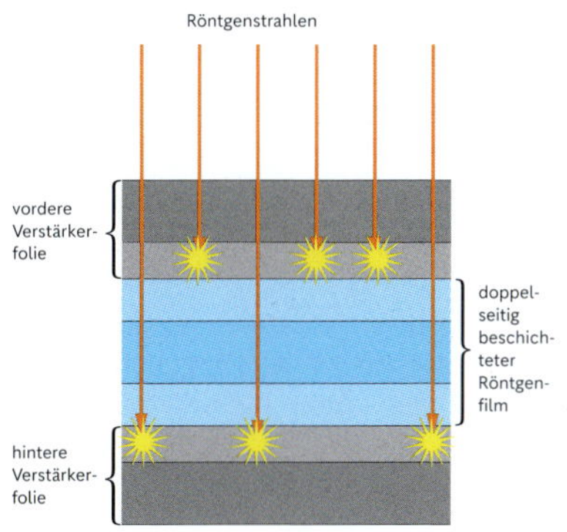

Aufbau einer Filmkassette mit Verstärkerfolien

Begriff	Erklärung
Virus, das (Mehrz. Viren)	extrem kleine Krankheitserreger; vermehren sich in fremden Zellen
Virustatikum, das (Mehrz. Virustatika)	Arzneimittel gegen Virusinfektion
viruzid	Viren abtötend
viskös	zäh, zähflüssig, klebrig
vital	lebendig, lebensfähig
Vitalamputation, die	▸ Pulpotomie
Vitalexstirpation, die	vollständige Entfernung der vitalen Zahnpulpa
Vitalitätsprüfung, die (Vipr.; engl. pulp test; Sensibilitätsprüfung)	Kontrolle der Lebendigkeit der Zahnpulpa; mit: 1) Kältespray, 2) CO_2-Schnee, 3) Wärme, 4) elektrischem Pulpatester, 5) Probetrepanation
Vitamine (Einz. das Vitamin)	lebenswichtige Stoffe; können vom Körper nicht selbst aufgebaut werden; müssen mit der Nahrung zugeführt werden
VMK (**V**erblend-**M**etall-**K**eramik)	Grundprinzip, dass auf ein Metallgerüst Keramik aufgebrannt wird
Vogelgesicht, das	ugs. Bez. für eine starke Unterentwicklung des Untergesichts; ▸ Mikrogenie
Vollgusskrone, die (engl. metal crown)	rein aus Metall bestehende Kronenart
Vollkeramikkrone, die	▸ Mantelkrone
Vollprothese, die	▸ Totalprothese
Vorbiss, der	▸ Mesialbiss
Vorkontakt, der (Frühkontakt)	vorzeitiger Kontakt einzelner Zähne oder Zahngruppen vor den anderen Zähnen bei Okklusions- oder Artikulationsbewegungen
Wachsbiss, der	▸ Quetschbiss
Wachseinprobe, die	Arbeitsschritt zur Kontrolle einer Total- bzw. Teilprothese vor der Fertigstellung; Prothesenzähne sind noch in Wachs aufgestellt
Wasserstoffperoxid, das (engl. hydrogen peroxide; H_2O_2)	chem. Verbindung; ZHK: Einsatz zur Desinfektion und Blutstillung
Wax up, das (engl.; Set up)	Methode zur Planung z. B. von ZE; Modellation der Form des ZE auf einem Modell in Wachs
Wechselgebiss, das (engl. mixed dentition)	Gebiss im Alter von ca. 6 bis 13 Jahren; gleichzeitiges Auftreten von Milch- und bleibenden Zähnen
white spot, der (engl.)	▸ Initialkaries S. 34
WHO-Sonde, die	standardisierte PA-Sonde S. 119

Begriff	Erklärung
Winkelhaken-Zahnschema, das	Zahnschema zur Kennzeichnung der Zähne
Winkelhalbierungstechnik, die	▸ Halbwinkeltechnik
Winkelmerkmal, das	Zahnmerkmal: mesiale Zahnkante bildet einen spitzeren Winkel als die distale; von labial betrachtet S. 133
Winkelstück, das	abgewinkeltes Übertragungsinstrument; wird von einem Elektromotor angetrieben
Wischdesinfektion, die	Keimabtötung durch Abreiben von Flächen mit einem Desinfektionsmittel
WSR	▸ **W**urzel**s**pitzen**r**esektion
Wurzelglättung, die	▸ Root Planing
Wurzelkanalaufbereitung, die (engl. root canal preparation)	Entfernung und Säuberung des Wurzelkanals von Pulparesten und Bakterien mithilfe von Wurzelkanalinstrumenten und Spülungen
Wurzelkanalbehandlung, die (engl. root canal treatment, root canal work)	endodontisch-konservierende Therapie bei erkrankter Zahnpulpa
Wurzelkanalfüllung, die (engl. root canal filling)	bakteriendichter Verschluss eines aufbereiteten Wurzelkanals
Wurzelkanalinstrumente	Instrumente zur Wurzelkanalaufbereitung, z. B. Hedström-Feile, Reamer, Kerr-Feile
Wurzelkaries, die	Karies im Bereich der Zahnwurzeln
Wurzelmerkmal, das	Wurzelspitzen der Zähne zeigen nach distal S. 129
Wurzelspitzenresektion, die (WSR; engl. rootend resection)	chirurg. Entfernung der Wurzelspitze eines Zahnes, z. B. nach anhaltenden apikalen Entzündungen
Wurzelzement, das	Deckschicht der Zahnwurzel, dünner und von anderer Struktur als Zahnschmelz; kann zeitlebens gebildet werden S. 11; S. 98
xenogen	tierisch, z. B. bei Knochenersatzmaterialien Verwendung von tierischem Knochen
Xerostomie, die	trockene Mundhöhle, Mundtrockenheit
X-rays (engl.)	▸ Röntgenstrahlen
Xylit, das (Xylitol)	▸ Zuckeraustauschstoff; bewirkt eine Kariesreduktion
Y-Platte, die	KFO: Dehnplatte in sagittaler und transversaler Richtung

Begriff	Erklärung
Zahnachse, die	Verbindungslinie zwischen Wurzelspitze und Schneidekantenmitte bzw. zwischen Wurzelgabelung und Mitte der Zahnkrone
Zahnbürste, die (engl. toothbrush)	Hilfsmittel zur Plaqueentfernung; 1) Handz., 2) elektrische Z., wichtige Merkmale: kurzer Bürstenkopf, multitufted Borstenbüschel, abgerundete Borsten, ebenes Borstenfeld, handlicher Griff ⊙ unten
Zahnersatz, der (ZE; engl. dentures)	Maßnahmen zur Wiederherstellung der Kaufunktion, Sprache und Ästhetik; Einteilung: 1) festsitzender ZE, 2) herausnehmbarer ZE, 3) Kombinations-ZE
Zahnfilm, der	Röntgenfilm für intraorale Aufnahmen ⊙ unten
Zahnfleischkapuze, die	Überlagerung von Schleimhaut, v. a. bei teilretinierten Weisheitszähnen
Zahnfleischtasche, die (engl. periodontal pocket)	spaltartiger Raum zwischen Zahn und Zahnfleisch; bei Gingivitis ▸ Pseudotasche; bei PA echte Tasche, da Verlust der Haftung des Saumepithels am Zahn und Knochenabbau
Zahnfleischverband, der	Abdeckung des Zahnfleisches nach chirurg. Eingriffen mit aushärtenden Pasten
Zahnfraktur, die (engl. fractured tooth)	Quer- oder Längsspaltung des Zahnes nach einem Unfall; Einteilung je nach Lage ⊙ S. 53
Zahnhartsubstanzdefekte	unterschiedliche Schäden an der Zahnhartsubstanz
Zahnheilkunde, die	Erkennung, Behandlung, Vorbeugung aller Erkrankungen im Zahn-, Mund- und Kieferbereich
Zahnhölzchen, das	Mundhygieneartikel zur Reinigung der Zahnzwischenräume
Zahnkeim, der (Germ)	im Kieferknochen liegender Zahn; ausgebildete Zahnkrone, kein abgeschlossenes Wurzelwachstum
Zahnmerkmale	Unterscheidungsmerkmale der einzelnen Zähne; 1) ▸ Winkelmerkmal, 2) ▸ Wurzelmerkmal, 3) ▸ Krümmungsmerkmal, 4) ▸ Kronenflucht ⊙ S. 129

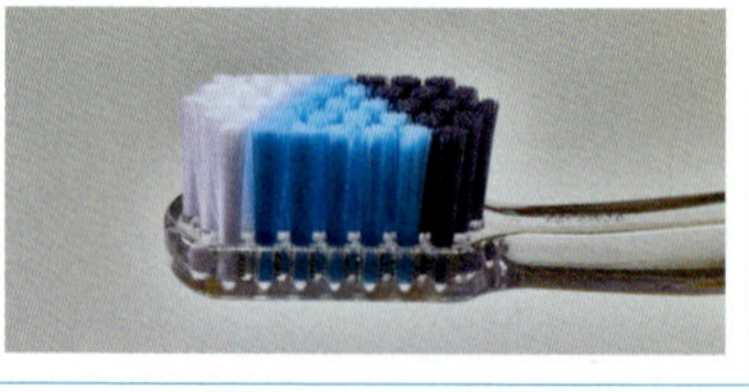

Kopf einer Handzahnbürste (multitufted)

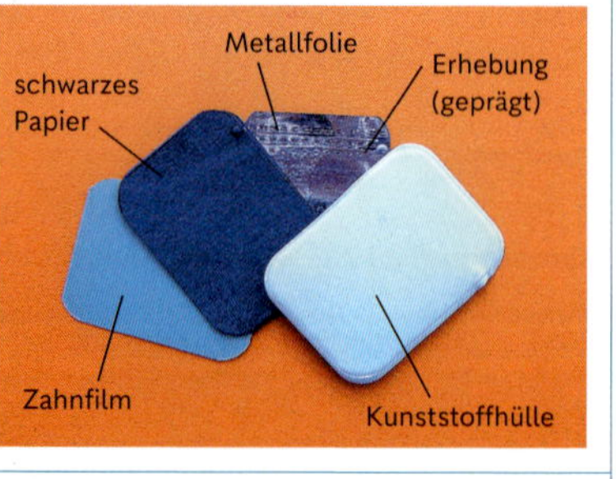

Zahnfilm und Verpackung

Begriff	Erklärung
Zahnputztechnik, die (engl. brushing technique)	unterschiedliche Methoden zur Säuberung der Zähne, z. B. ▸ Bass-Technik, ▸ Charters-Methode, ▸ Rot-Weiß-Methode und ▸ Rotationsmethode nach Fones S. 29; S. 111
Zahnreihe, die	Gesamtheit aller Zähne eines Kiefers; Einteilung: 1) geschlossene Z., 2) verkürzte Z.
Zahnschema, das (engl. dental chart, base chart)	Möglichkeit zur Dokumentation des Zahnbestandes, z. B. ▸ FDI-Zahnschema, ▸ Haderup-Zahnschema, Winkelhaken-Zahnschema S. 61; S. 131
Zahnschmelz, der (engl. enamel; Enamelum, Substantia adamantina, Adamantin; kurz Schmelz)	die Zahnkrone bedeckende Zahnhartsubstanz; härteste Substanz des Körpers; besteht aus Schmelzprismen aus Hydroxylapatit; vor dem Zahndurchbruch von Ameloblasten gebildet S. 11
Zahnseide, die (engl. dental floss, Verb to floss)	Mundhygieneartikel zur Reinigung der Zahnzwischenräume
Zahnstein, der (engl. tartar)	verkalkte Plaque durch Mineralien aus dem Speichel; Vorkommen: v. a. im UK-Frontzahnbereich lingual und an den ersten OK-Molaren bukkal
zahntechnisches Labor	Labor zur Herstellung v. a. von ZE, aber auch von KFO-Geräten, Schienen usw.
Zahnwanderung, die	1) Mesialbewegung von Nachbarzähnen oder Elongationen von Gegenzähnen nach Zahnverlust, 2) physiologische Z.
Zange, die	1) Instrument zur Extraktion eines Zahnes, 2) Instrument zur Bearbeitung von Drähten, 3) sonstige Zangen
Zelle, die	kleinste selbstständige Funktionseinheit des Körpers
Zement, das (1) bzw. der (2)	1) ▸ Wurzelzement, 2) Füllungs-, Befestigungsmaterial für festsitzenden ZE
Zementoblast, der	Zement bildende Zelle
Zementoklast, der	Zement abbauende Zelle
zentral	in der Mitte, die Mitte betreffend
zentrales Nervensystem (ZNS)	aus Gehirn und Rückenmark bestehender Teil des Nervensystems S. 92

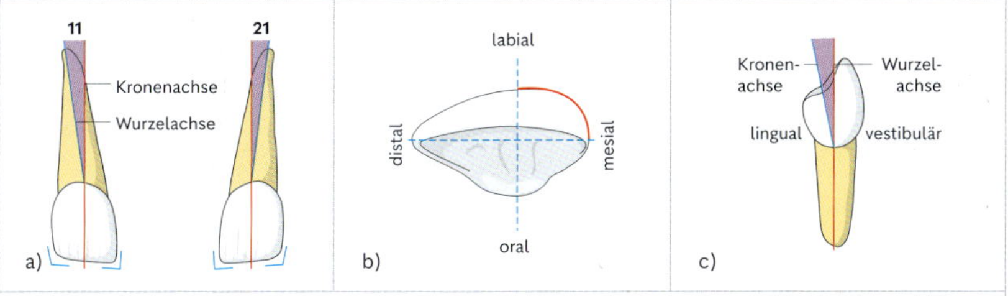

Zahnmerkmale: a) Winkel- und Wurzelmerkmal; b) Krümmungsmerkmal; c) Kronenflucht

Begriff	Erklärung
Zentralstifttechnik, die	Wurzelkanalfüllung mit einem Guttaperchastift, passend zur Aufbereitungsgröße
Zentralstrahl, der	Mittelpunktsstrahl; gedachter Röntgenstrahl, der durch die Mitte des Röntgentubus verläuft S. 26
Zentrik, die	Lagebez.: Gelenkköpfe des UK befinden sich in der am weitesten nach hinten gelegenen Scharnierachsenposition
zervikal	am Zahnhals gelegen
Zinkoxid-Eugenol, das	Verbindung aus Zinkoxid und Nelkenöl, v. a. Einsatz als: 1) provisorisches Befestigungs- und Füllungsmaterial, 2) Bissregistrierung
Zinnfluorid, das	▸ Fluoridverbindungen
Zirkonoxid, das	sehr stabile Oxidkeramik; Verwendung häufig als Gerüst für vollkeramischen ZE
zirkulär	ringsherum, ringförmig
Zirrhose, die	chronische Degeneration, narbige Schrumpfung eines Organs, z. B. Leberzirrhose
ZNS, das	**z**entrales ▸ **N**erven**s**ystem
Zuckeraustauschstoff, der	ersetzt Kohlenhydrate in Nahrungsmitteln; ist nicht kariogen, aber kalorisch, z. B. Xylit, Sorbit, Mannit
Zuckerersatzstoff, der (Süßstoff)	ersetzt Kohlenhydrate in Nahrungsmitteln; Diabetikernahrung; ist nicht kariogen, nicht kalorisch, z. B. Saccharin, Cyclamat, Aspartam
Zwangsbiss, der	durch Zahnfehlstellung wird beim Zusammenbiss der UK in eine falsche Lage verschoben
Zweiphasen-abformung, die	▸ Doppelmischabformung, ▸ Korrekturabformung
Zwillingsbildung, die	vollständige Teilung eines Zahnkeims in zwei identische Zähne; Hyperdontie
Zwischenglieder	▸ Brückenglieder
Zyanose, die	Blaufärbung der Haut und Lippen
Zyste, die (engl. cyst)	▸ odontogene Zyste
Zystektomie, die (Partsch II)	chirurg. Entfernung einer Zyste, inklusive des Zystenbalgs; mit anschließender Naht S. 131
Zystostomie, die (Partsch I)	chirurg. Eröffnung und Offenhalten einer Zyste; Zyste heilt durch sekundäre Wundheilung S. 131

	Oberkiefer	
	18 17 16 15 14 13 12 11	21 22 23 24 25 26 27 28
	48 47 46 45 44 43 42 41	31 32 33 34 35 36 37 38
rechts	Unterkiefer	links

Bezeichnung der bleibenden Zähne nach dem FDI-Schema

	Oberkiefer	
	55 54 53 52 51	61 62 63 64 65
	85 84 83 82 81	71 72 73 74 75
rechts	Unterkiefer	links

Bezeichnung der Milchzähne nach dem FDI-Schema

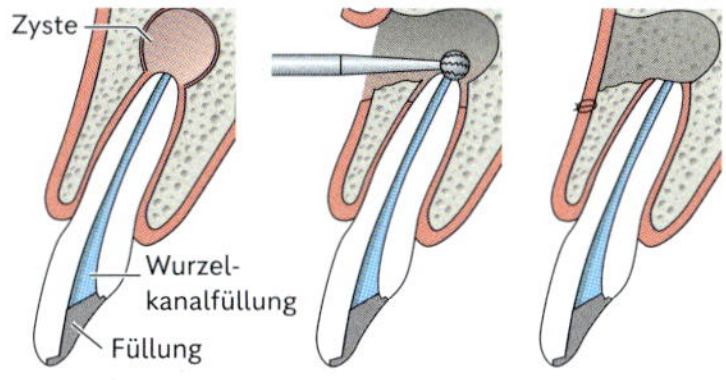

Zystektomie (Operation nach Partsch II)

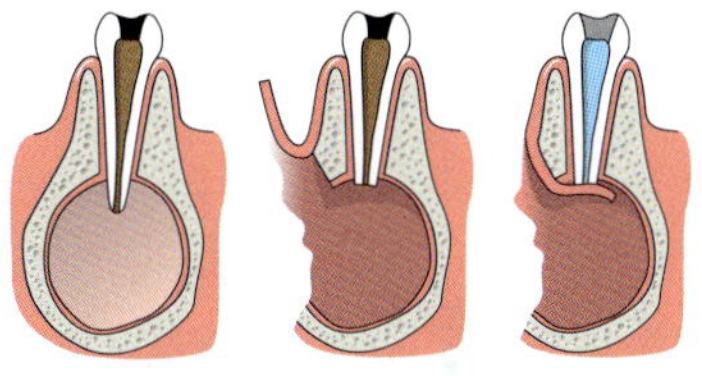

Zystostomie (Operation nach Partsch I)

Adhäsivsysteme

<table>
<tr><th>System</th><th>Schmelzkonditionierung</th><th>Dentinkonditionierung</th><th>Dentinpriming</th><th>Dentinadhäsiv</th><th>Schmelzadhäsiv</th><th>Produkt</th></tr>
<tr><td>Mehr-Flaschen-Systeme</td><td colspan="2">– Ätzgel 30 Sek. auf Schmelz, dann 15 Sek. auf Dentin
– absprühen mit Wasserspray
– leicht trocknen</td><td>– 30 Sek. einreiben
– leicht trocknen</td><td colspan="2">– Adhäsiv auf Schmelz und Dentin auftragen
– Lichtpolymerisation</td><td>Optibond FL®</td></tr>
<tr><td>Ein-Flaschen-Systeme</td><td colspan="2">– Ätzgel 30 Sek. auf Schmelz, dann 15 Sek. auf Dentin
– absprühen mit Wasserspray
– leicht trocknen</td><td colspan="3">– „Solobond“ auf Schmelz und Dentin applizieren
– 30 Sek. einwirken lassen
– leicht verblasen
– 20 Sek. lichthärten</td><td>Solobond Mono®</td></tr>
<tr><td>schmelz- und dentinkonditionierende Systeme</td><td colspan="5">– vermischen des Adhäsivs
– Adhäsiv sorgfältig 15 Sek. einmassieren
– Überschüsse verblasen
– zweite Schicht auftragen und verblasen
– 10 Sek. lichthärten</td><td>Adper™
Prompt™
L-Pop™</td></tr>
</table>

Bei jedem System sind die Produktinformationen zu beachten.

Kaumuskulatur

S. 77

<table>
<tr><th>dt. Bezeichnung</th><th>lat. Bezeichnung</th><th>Ursprung</th><th>Ansatz</th><th>Funktion</th></tr>
<tr><td>Kaumuskel</td><td>M. masseter</td><td>Jochbein</td><td>Außenfläche des Kieferwinkels</td><td>Kieferschluss</td></tr>
<tr><td>Schläfenmuskel</td><td>M. temporalis</td><td>Stirn-, Schläfen- und Scheitelbein</td><td>Muskelfortsatz des UK</td><td>Kieferschluss und Rückbewegung des UK</td></tr>
<tr><td>äußerer Flügelmuskel</td><td>M. pterygoideus lateralis</td><td>Keilbein</td><td>Gelenkfortsatz des UK und Discus articularis des Kiefergelenks</td><td>beidseitige Kontraktion: Vorschub des UK; einseitige Kontraktion: Seitwärtsbewegung des UK</td></tr>
<tr><td>innerer Flügelmuskel</td><td>M. pterygoideus medialis</td><td>Keilbein</td><td>Innenfläche des Kieferwinkels</td><td>Kieferschluss und leichter Vorschub des UK</td></tr>
<tr><td>zweibäuchiger Muskel</td><td>M. digastricus</td><td>Schläfenbein</td><td>Innenseite des UK im Kinnbereich</td><td rowspan="3">Mundöffnung, Anhebung des Zungenbeins</td></tr>
<tr><td>Unterkiefer-Zungenbein-Muskel</td><td>M. mylohyoideus</td><td>Innenseite UK</td><td>Zungenbein</td></tr>
<tr><td>Kinn-Zungenbein-Muskel</td><td>M. geniohyoideus</td><td>Innenseite des UK im Kinnbereich</td><td>Zungenbein</td></tr>
</table>

Abkürzungen des Kariesindex

D, d	**d**ecayed	kariös
M, m	**m**issing	fehlend
F, f	**f**illed	gefüllt
T, t	**t**ooth	Zahn
S	**s**urface	Zahnfläche

Großbuchstaben (DMF-T bzw. DMF-S) = bleibender Zahn; Kleinbuchstaben (dmf-t) = Milchzahn

Hirnschädelknochen

S. 112

Stirnbein	Os frontale	einzeln
Scheitelbein	Os parietale	paarig
Hinterhauptbein	Os occipitale	einzeln
Schläfenbein	Os temporale	paarig
Keilbein	Os sphenoidale	einzeln

Gesichtsschädelknochen

S. 112

Oberkiefer	Maxilla	paarig
Unterkiefer	Mandibula	einzeln
Jochbein	Os zygomaticum	paarig
Gaumenbein	Os palatinum	paarig
Nasenbein	Os nasale	paarig
Tränenbein	Os lacrimale	paarig
Pflugscharbein	Vomer	einzeln
Siebbein	Os ethmoidale	einzeln
untere Nasenmuschel	Concha nasalis inferior	paarig

Übersicht über den N. trigeminus

Hauptäste	weitere Aufteilung	Knochenlöcher	Faserqualität	wichtige Versorgungsgebiete
Nervus ophthalmicus	mehrere Äste in der Augenhöhle	F. supraorbitale	sensibel	Haut im Stirnbereich und Oberlid
Nervus maxillaris	Nn. alveolares superiores	F. infraorbitale	sensibel	Oberkieferzähne
	N. infraorbitalis	F. infraorbitale		Haut um Augenlid, Nase, oberer Wangenbereich, Oberlippe, Kieferhöhlenschleimhaut
	N. palatinus	F. palatinum		hinterer und seitlicher Gaumen
	N. incisivus	F. incisivum		vorderer Gaumen
Nervus mandibularis	Muskeläste		motorisch	Kaumuskulatur
	N. lingualis		sensibel	vordere zwei Drittel der Zunge
	N. buccalis			Wangenschleimhaut bukkales Zahnfleisch
	N. alveolaris inferior	Eintritt: F. mandibulae		Unterkieferzähne
	N. mentalis	Austritt: F. mentale		Haut um Kinn und Unterlippe

Paradontaler Screening-Index (PSI)

Befund Mit einem * werden Furkationsbeteiligung, Rezessionen und Zahnbeweglichkeit gekennzeichnet.	Das schwarze Band der Sonde bleibt vollständig sichtbar.	Das schwarze Band der Sonde bleibt vollständig sichtbar.	Das schwarze Band der Sonde bleibt vollständig sichtbar.	Das schwarze Band bleibt teilweise sichtbar.	Das schwarze Band verschwindet vollständig in der Tasche.
	keine Beläge	evtl. Plaque	supra- und subgingivale Beläge	Zahnstein, supra- und subgingivale Beläge	Zahnstein, supra- und subgingivale Beläge
	keine defekten Restaurationsränder	keine defekten Restaurationsränder	defekte Restaurationsränder	defekte Restaurationsränder	defekte Restaurationsränder
	keine Blutung	Blutung auf Sondieren	Blutung auf Sondieren	Blutung auf Sondieren	Blutung auf Sondieren
Einschätzung	gesundes Parodontium	Gingivitis	Gingivitis	mittelschwere Parodontitis	schwere Parodontitis
Therapieempfehlung	keine Therapie notwendig, erneute Motivation zu einer guten Mundhygiene (Remotivation)	Plaqueentfernung, Anleitung zur besseren Mundhygiene, PZR	Anleitung zur besseren Mundhygiene, Entfernung aller Beläge, Beseitigung plaqueretentiver Restaurationsränder	systematische Parodontalbehandlung	systematische Parodontalbehandlung

Auswahl chemischer Abkürzungen der zahnmedizinischen Fachsprache

Abkürzung	Erklärung	Abkürzung	Erklärung
Ag	Silber	**H_2O_2**	Wasserstoffperoxid
Au	Gold	**Mo**	Molybdän
Ca	Kalzium	**Na**	Natrium
$Ca(OH)_2$	Kalziumhydroxid	**NaCl**	Kochsalz
Ca^{2+}	Kalziumion	**NaF**	Natriumfluorid
Cl^-	Chlorid	**NaOCl**	Natriumhypochlorit
Co	Kobalt	**Ni**	Nickel
Cr	Chrom	**Pd**	Palladium
Cu	Kupfer	**PO_4^{3-}**	Phosphation
F	Fluor	**Pt**	Platin
F^-	Fluorid	**SnF**	Zinnfluorid
Fe	Eisen	**Ti**	Titan
H_2O	Wasser	**V**	Vanadium

Vorsätze für Maßeinheiten

Symbol	Vorsatz	Bedeutung	Zehnerpotenz	Faktor
G	Giga	milliardenfach	10^9	1 000 000 000
M	Mega	millionenfach	10^6	1 000 000
k	Kilo	tausendfach	10^3	1000
h	Hekto	hundertfach	10^2	100
da	Deka	zehnfach	10^1	10
d	Dezi	Zehntel	10^{-1}	0,1
c	Zenti	Hundertstel	10^{-2}	0,01
m	Milli	Tausendstel	10^{-3}	0,001
µ	Mikro	Millionstel	10^{-6}	0,000 001
n	Nano	Milliardstel	10^{-9}	0,000 000 001

A B C D E F G H I J K L M N O P Q R S T U V W X Y Z

Umrechnung einiger wichtiger Einheiten

Länge	Abkürzung	Millimeter	Zentimeter	Dezimeter	Meter
1 Kilometer	1 km	1 000 000 mm	100 000 cm	10 000 dm	1000 m
1 Meter	1 m	1000 mm	100 cm	10 dm	1 m
1 Dezimeter	1 dm	100 mm	10 cm	1 dm	0,1 m
1 Zentimeter	1 cm	10 mm	1 cm	0,1 dm	0,01 m
1 Millimeter	1 mm	1 mm	0,1 cm	0,01 dm	0,001 m

Volumen	Abkürzung	Milliliter	Zentiliter	Deziliter	Liter
1 Liter	1 l	1000 ml	100 cl	10 dl	1 l
1 Deziliter	1 dl	100 ml	10 cl	1 dl	0,1 l
1 Zentiliter	1 cl	10 ml	1 cl	0,1 dl	0,01 l
1 Milliliter	1 ml	1 ml	0,1 cl	0,01 dl	0,001 l

Masse	Abkürzung	Milligramm	Gramm	Kilogramm	
1 Kilogramm	1 kg	1 000 000 mg	1000 g	1 kg	
1 Gramm	1 g	1000 mg	1 g	0,001 kg	
1 Milligramm	1 mg	1 mg	0,001 g	0,000 001 kg	

Druck	Abkürzung	Millimeter Quecksilbersäule	Millibar	Pascal	
1 Pascal	1 Pa	0,075 mmHg	0,01 mbar	1 Pa	
1 Millibar	1 mbar	0,75 mmHg	1,00 mbar	100 Pa	
1 Millimeter Quecksilbersäule	1 mmHg	1,00 mmHg	1,33 mbar	133 Pa	

parts per million

Der englische Ausdruck **p**arts **p**er **m**illion (**ppm**, zu deutsch „Teile von einer Million") steht für die Zahl 10^{-6} und wird in der Wissenschaft für den millionsten Teil verwendet, so wie Prozent (%) für den hundertsten Teil steht. In der ZHK wird häufig der Fluoridgehalt eines Produkts in ppm angegeben.

	ppm	Prozent	Konzentration		
Fluoridgehalt Zahnpasta	1500 ppm	0,15 %	1500 mg/kg		
Fluoridgehalt Zahnpasta	225 ppm	0,0225 %	225 mg/kg		

Illustrationen

Cornelsen/Jörg Mair: **S. 9–13**, **S. 26** links, **S. 29** rechts, **S. 31**, **S. 34**, **S. 36**, **S. 42**, **S. 45**, **S. 53** links, **S. 58** oben, **S. 61** rechts, **S. 63** u. rechts, **S. 69**, **S. 70** links, **S. 74**, **S. 76** unten, **S. 77**, **S. 79**, **S. 80**, **S. 81** rechts, **S. 87**, **S. 91–93**, **S. 98**, **S. 100**, **S. 104**, **S. 105** links, **S. 107**, **S. 112**, **S. 115**, **S. 119**, **S. 123**. **S. 125**, **S. 129**, **S. 131** unten rechts & unten links; Cornelsen/Angelika Kramer: **S. 14**, **S. 37**; Cornelsen/Gerda Raichle: **S. 10**, **S. 90**; Cornelsen/PER Medien und Marketing GmbH: **S. 61** links, **S. 131** o. rechts & o. links

Fotos

Cornelsen/Jochen Eble: **S. 4**, **S. 17** rechts, **S. 19–20**, **S. 24**, **S. 49**, **S. 50** rechts, **S. 57**, **S. 58** rechts, Mitte & links, **S. 76** oben, **S. 81** Mitte, **S. 83** links, **S. 85**, **S. 106**, **S. 128** rechts; Coltène/Whaledent AG: **S. 61** oben; CompuGroup Medical (CGM) Deutschland: **S. 53** rechts, **S. 54**; Cornelsen/Jens Schünemann: **S. 63** oben; Cornelsen/Werner Krüper: **S. 17** links, **S. 46**, **S. 63** Mitte rechts, Mitte links, unten links, **S. 67**, **S. 70** rechts, **S. 71**, **S. 111**, **S. 128** links; Dr. Friedrich Cleve: **S. 30**, **S. 83** rechts, **S. 109**; Dr. Susanne Handtmann: **S. 26** rechts, **S. 81** links; KaVo Dental GmbH, Biberach/Riss: **S. 122**; mauritius images/alamy stock photo/Octavian Lazar: **S. 33**; sciencephotolibrary/EYE OF SCIENCE: **S. 105**; Shutterstock.com/Tatiana Shepeleva: **S. 28** links; Shutterstock.com/Peddalanka Ramesh Babu: **S. 28** rechts; Shutterstock.com/Jose Luis Calvo: **S. 29** links; Shutterstock.com/Lightspring: **S. 50** links; Shutterstock.com/itsmejust: **S. 62**; Shutterstock.com/Levent Konuk: **S. 64**; Shutterstock.com/Arctic ice: **S. 94**; Shutterstock.com/botazsolti: **S. 101**; stock.adobe.com/Sagittaria: **S. 28** Mitte